SOCIÉTÉ D'AGRICULTURE, SCIENCES ET BELLE[S]

RECHERCHES

SUR LA MARCHE ET LES EFFETS DU

CHOLÉRA ASIATIQUE

A ROCHEFORT,

Pendant les différentes épidémies dont cette ville a été le théâtre
en **1832**, **1834** et particulièrement en **1849**.

PAR M. A. LEFÈVRE,

Second Médecin en chef de la Marine, Officier de la Légion-d'Honneur.

MÉMOIRE REMIS AU CONSEIL D'HYGIÈNE DE L'ARRONDISSEMENT,

ROCHEFORT,

IMPRIMERIE DE H. LOUSTAU , RUE AUDRY , 33.

1850.

SOCIÉTÉ D'AGRICULTURE, SCIENCES ET BELLES-LETTRES.

RECHERCHES

SUR LA MARCHE ET LES EFFETS

DU CHOLÉRA ASIATIQUE

A ROCHEFORT.

SOCIÉTÉ D'AGRICULTURE, SCIENCES ET BELLES-LETTRES.

RECHERCHES

SUR LA MARCHE ET LES EFFETS DU

CHOLÉRA ASIATIQUE

A ROCHEFORT,

**Pendant les différentes épidémies dont cette ville a été le théâtre
en 1832, 1834 et particulièrement en 1849,**

PAR M. A. LEFÈVRE,

Second Médecin en chef de la Marine, Officier de la Légion-d'Honneur.

MÉMOIRE REMIS AU CONSEIL D'HYGIÈNE DE L'ARRONDISSEMENT.

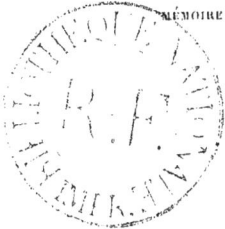

ROCHEFORT,

IMPRIMERIE DE H. LOUSTAU, RUE AUDRY, 33.

1850.

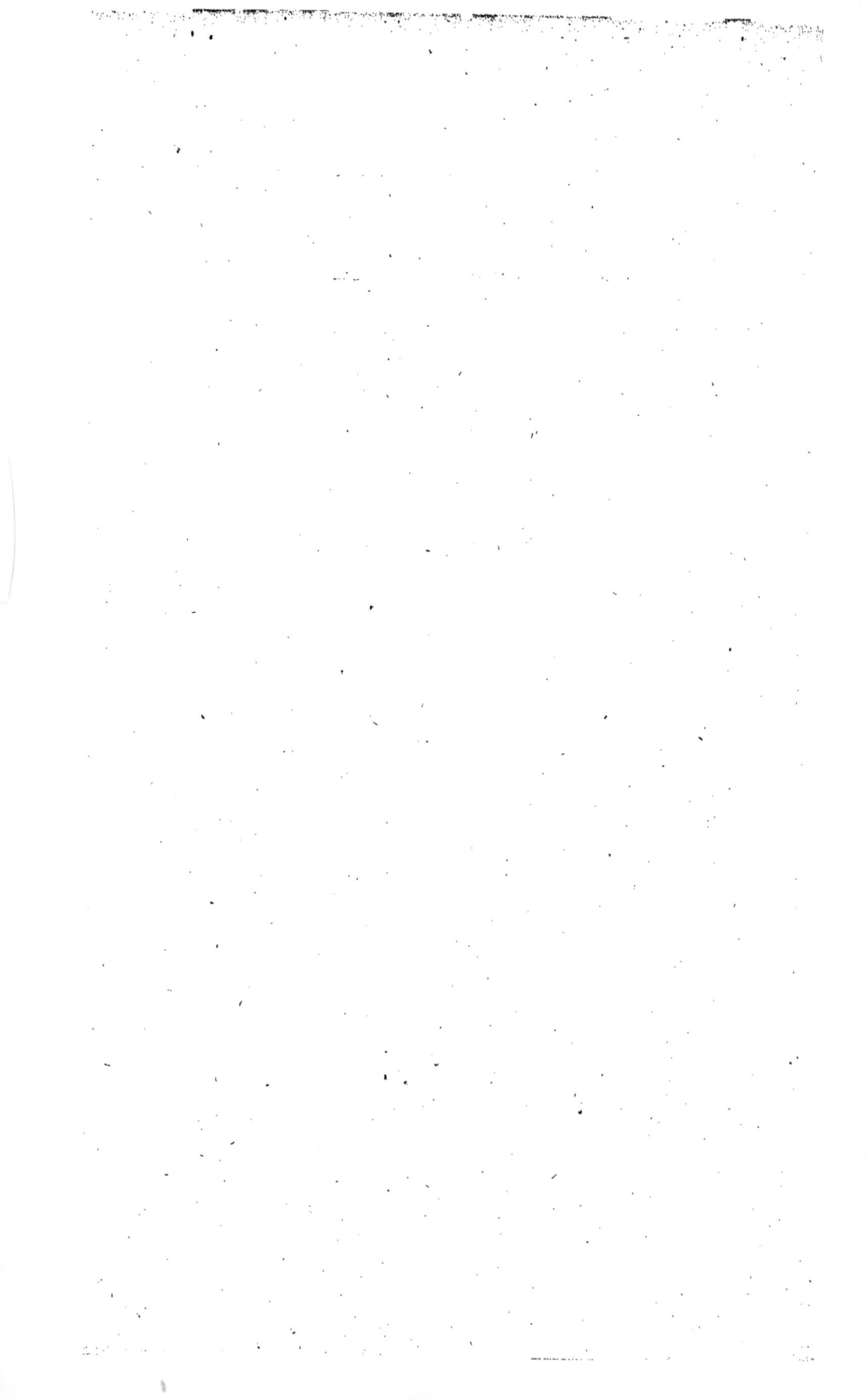

Trois fois, en dix-sept ans, le choléra asiatique s'est déclaré à Rochefort, (en 1832, 1834, 1849); chaque fois, c'est après avoir exercé des ravages sur d'autres points de la France, qu'il a pénétré dans cette ville. Quoique les caractères de la maladie aient peu varié dans ces trois invasions, son intensité n'a point été la même, le nombre des victimes qu'elle a faites a été plus ou moins considérable, selon les époques où elle est apparue, selon les quartiers, les établissemens où elle a pénétré. Il devenait donc utile de noter ce que cette dernière invasion a présenté de particulier, et de comparer ce que nous venons d'observer avec ce que nos prédécesseurs avaient constaté. Puisse-t-il résulter de ce travail quelque enseignement utile à nos successeurs, s'il est dans leur destinée de voir se reproduire les scènes de deuil dont nous avons été les témoins !

C'est mus par cette pensée que vous avez décidé que votre sous-commission médicale vous soumettrait un rapport sur les faits observés pendant le cours de l'épidémie que nous venons de traverser. Chargé de cette tâche qui m'a été rendue facile par l'obligeance que M. le président du conseil de santé, a mis à me communiquer le rapport qu'il a rédigé à la fin du mois de septembre, au moment où le choléra touchait à son terme, j'ai pensé que c'était particulièrement des faits dont nous devions nous préoccuper, qu'il importait de les constater avec une scrupuleuse exactitude, laissant à d'autres le soin de les discuter et d'en tirer des conséquences.

Le choléra régnait dans le nord de la France depuis la fin de 1848, il avait envahi Paris au mois de février 1849, le département de la Charente-Inférieure au mois d'avril; des cas assez nombreux et très-promptement mortels s'étaient rapidement succédé dans le commencement du mois de mai, dans plusieurs communes de notre arrondissement, et quoique le fléau fût à nos portes, l'état sanitaire de Rochefort se maintint dans l'état le plus satisfaisant jusqu'à la fin de mai.

Au 31 mai, le chiffre de la mortalité depuis le 1er janvier restait au-dessous de celui des années précédentes : il s'élevait à 340 décès enregistrés à l'état civil; aucune maladie particulière et de nature à faire pressentir l'invasion prochaine d'une affreuse épidémie, n'avait été constatée; celles observées et devenues causes de mort étaient les mêmes que dans les années précédentes; aux mêmes époques, quelques cas isolés de variole et de croup avaient fait plusieurs victimes, mais le nombre en était très-restreint.

Le 31 mai, la femme Péloquin, née Manusset, Élisabeth, âgée de 45 ans, herbagère, demeurant Grande Rue du Faubourg, n° 73, est prise après avoir injéré une dose de jalap, dans le but de se purger, d'accidents de superpurgation auxquels succédèrent des symptômes cholériques qui mirent fin à son existence dans la soirée. Quoique dans une position malheureuse, cette femme ne vivait pas sous des influences hygiéniques trop défavorables : sa vie était régulière, elle n'avait eu aucune relation avec les communes envahies par le choléra.

Le 1er juin, le jeune Morbeuf, âgé de 14 ans, habitant le village du Boinot, distant de Rochefort de deux kilomètres environ, est apporté en ville chez des parents, logeant rue St-Gabriel, n° 2 : il présente des symptômes cholériques graves, et meurt le 2 dans l'état algide le plus caractérisé. Cet enfant n'avait eu aucun rapport avec la femme Péloquin, primitivement atteinte, il n'était pas sorti de son village où d'ailleurs on n'a pas constaté d'autres cas.

La troisième victime fut une petite fille de 15 mois, forte et vigoureuse, appartenant à une famille aisée, vivant dans des conditions hygiéniques favorables, au centre de la ville. Le dimanche, 2 juin, cette enfant avait été à la promenade avec sa bonne, elle était restée un peu tard dehors, en la couchant elle parut fort gaie, vers minuit on l'entendit se plaindre, elle eût un vomissement ; sa mère la mit alors dans son lit, et ce ne fut qu'au jour, au moment où on laissa pénétrer la lumière dans l'appartement, qu'elle s'aperçut du changement extrême qui s'était opéré dans les les traits de son enfant :

effrayée elle m'envoya chercher, j'arrivai pour assister
à une agonie. Les yeux de la petite malade étaient profondé-
ment excavés, la face et les membres froids et cyanosés, le pouls
avait disparu aux radiales ; nul doute sur le caractère de la
maladie, c'était un nouveau cas de choléra. Huit jours après,
la bonne de cette enfant, la fille Magdeleine Bramand, âgée
de 25 ans, qui lui avait prodigué des soins pendant les
quelques heures de sa maladie, est prise d'une diarrhée in-
tense qui devient bientôt un choléra bleu ; elle meurt le 15
juin à trois heures du matin. Ces deux cas se succèdant à
huit jours d'intervalle, dans la même maison, éveillèrent mon
attention La fille Bramand était d'un village où le choléra
sévissait avec violence ; en peu de jours elle y avait perdu
son père, sa belle-mère et une tante. Il importait donc de s'assurer si cette fille avait eu des relations avec sa famille pendant
que le choléra s'appesantissait sur elle, si depuis la mort de
ses parents elle avait reçu, soit des vêtements, soit tout autre
objet ayant appartenu aux personnes décédées. Il est résulté
de mes recherches que la fille Bramand était à Cognac,
lorsque ses parents sont morts ; qu'elle n'avait pu aller les
voir, qu'elle n'avait rien reçu après leurs décès, que les seules
relations qui pourraient faire soupçonner une transmission
par contamination seraient celles qu'elle avait entretenues
depuis son retour avec sa sœur, également domestique à
Rochefort. Celle-ci avait été soigner ses parents pendant leur
maladie, et depuis peu de jours elle était revenue de son
village où elle avait une cholérine très légère ; mais dans la
maison où demeurait cette fille personne n'a été malade, elle
même ne fut qu'indisposée, on ne peut donc admettre que

ce soit par son intermédiaire que le choléra se soit transmis aux troisième et septième personnes qui en ont été atteintes à Rochefort et qui ont succombé dans la même maison; d'ailleurs, dans l'intervalle du temps qui s'écoula entre ces deux cas, un matelot d'une gabarre de la Charente mourût à la Cabane-Carrée avec tous les symptômes du choléra asiatique, et chez celui-ci la maladie s'était déclarée spontanément. Le cinquième cas avait été celui de la fille Magdelaine Feuillet, domestique chez un épicier de la rue des Fonderies, n° 162. Cette fille vivait dans des conditions hygiéniques favorables, elle était d'une bonne constitution, et s'est rétablie; un dixième cas se manifesta le 12 juin et devint mortel; le 16, sur une femme âgée, habitant une des petites rues du Faubourg, éloignée par conséquent des personnes qui avaient été primitivement atteintes.

Du 16 juin au 4 juillet, la maladie sembla s'arrêter. Vingt jours s'écoulèrent sans qu'on en observât de nouveaux cas. Cette interruption dans l'action des causes létifères qui pesaient sur la population paraissaient d'un favorable augure : les esprits se rassuraient, on pensait que les dispositions prises par l'autorité pour faire disparaître les causes d'insalubrité qui pouvaient exister sur quelques points de la ville suffiraient pour conjurer la marche du fléau ; on se rappelait d'ailleurs qu'en 1832 et en 1834 la population civile avait peu souffert; attribuant ces heureux résultats à la largeur et à l'aération des rues, la sécurité augmentait; mais le 4 juillet, une femme de 66 ans habitant le n° 96 de la rue Saint-Pierre, convalescente d'une fracture à la jambe, fut atteinte du choléra; elle succomba le 6; le 8 , un homme habitant la même maison , ouvrier dans l'arsenal , prend un bain de rivière le matin , le choléra se déclare dans la matinée, on le transporte à l'hôpital de la marine, où il meurt le soir. Le 9 juillet, une fille de 26 ans, atteinte de pneumonie chronique, en traitement à l'hôpital civil depuis le 22 mars, est atteinte du choléra : elle résiste jusqu'au 25 , jour de sa mort. A dater de ce moment, les cas nouveaux se succédent sans interruption et le nombre en augmente progressivement. Dans la dernière dizaine de juillet, il est en moyenne de 10 par jour: le 9 août, 36 cas sont enregistrés , l'épidémie est alors dans toute sa force , la mortalité qui dans les temps ordinaires n'est que de deux personnes par jour, atteint, le 17 août, le chiffre élevé de 29 et se maintient, terme moyen, à 14 décès par jour pendant ce mois. A la fin d'août l'épidémie entre dans la période de décroissance; le nombre des cas diminue lentement , mais leur gravité reste toujours la même ; jusqu'à la fin d'octobre on en constate quelques-uns: le dernier décès est enregistré le 8 novembre. La maladie durait depuis le 31 mai , elle n'a eu le caractère épidémique que du 15 juillet au 15 septembre , c'est-à-dire pendant deux mois.

Voici quelle a été par mois la répartition des cas et des décès :

En Mai	.	.	1 cas.	.	1 décès.
En Juin	.	.	6 cas.	.	5 décès.
En Juillet	.	.	150 cas.	.	76 décès.

En Août . . 547 cas. . 567 décès.
En Septembre. 102 cas. . 75 décès.
En Octobre . 18 cas. . 13 décès.
En Novembre. 0 cas. . 1 décès.

Au total : près de 800 cas ayant donné 541 décès ; parmi lesquels 171 ont eu lieu dans les hôpitaux, savoir : .

Hôpital de la marine. . . . . . 114 décès.
Hôpital civil. . . . . 57 décès.

Le chiffre de 541 décès excède de 78 celui constaté sur le registre tenu au Conseil de santé, mais plusieurs médecins ayant négligé de faire connaître, en temps utile, les cas de choléra qu'ils avaient traités et quelques malades étant morts sans les secours de la médecine, on comprend comment cette différence a pu s'établir.

Nous croyons au surplus que le chiffre de 541 décès que nous présentons comme exprimant la mortalité cholérique est plutôt au-dessous qu'au dessus de la réalité et voici pourquoi. Le nombre total des décès enregistrés à l'Etat civil en 1849 s'est élevé à 1360. Déduction faite des décès étrangers à la commune (17), des enfants morts-nés, (40) et des morts accidentelles (34), il reste à 1269. En en retranchant les 541 décès cholériques, le total de la mortalité ordinaire est ramené à 728, chiffre à peu près égal à la moyenne des quatre années qui ont précédé et qui est de 722 ; or le choléra frappant en plus grand nombre les personnes valétudinaires il y a lieu de croire que plusieurs de celles dont il a hâté la mort auraient contribué à grossir le chiffre de la mortalité ordinaire qui cependant se trouve à peu près égal à celui des années précédentes.

A son début, le choléra avait déjà montré la tendance qu'il a à frapper plusieurs victimes dans les localités où il se déclare : ainsi, la petite fille et la bonne de la maison n° 109 de la rue Saint-Jacques, avaient été enlevées en 8 jours, au commencement du mois de juin. Au mois de juillet, deux cas s'étaient succédé rapidement au n° 96 de la rue Saint-Pierre.

Importé à l'hôpital de la marine, le 8 juillet, par un homme que l'on plaça au n° 24 de la salle 11, (fiévreux), il s'y déclara le 12, sur un malade de la même salle, couché au n° 34, le 16, un deuxième cas a lieu dans cette salle au n° 44, le 13 la salle 17, (fiévreux), est envahie, le 16 la salle 8 (forçats fiévreux), le 22 la salle 15, (fiévreux), le 23 la salle 21, (sous-officiers), le 26 la salle 6 (forçats blessés), le 30 la salle n° 14, (blessés), le 1er août la salle 7 (vénériens). On n'observe rien dans le développement successif de la maladie, dans ces différentes parties d'un même établissement, qui puisse rendre compte des différences d'action qui s'y manifestent. Dans les unes, il n'atteint que quelques personnes, dans les autres, il sévit avec une force extrême et telle qu'on est obligé d'évacuer les malades sur d'autres parties. Pendant qu'il ravage une salle, celle placée immédiatement au-dessous en a à peine quelques cas, les salles qui n'ont que peu ou pas de relations avec le reste de l'établissement (forçats, vénériens, consignés), ne sont pas préservées, quelques unes mêmes sont plus maltraitées que les autres.

A l'hospice civil, dont les conditions hygiéniques sont si déplorables, le choléra se déclare, ainsi que nous l'avons dit, le 9 juillet, sur une fille de 26 ans, malade depuis 4 mois à la salle des femmes; le 16, on transporte à la salle des hommes un cholérique qui a été atteint en ville de la maladie; le 24 juillet, la maladie pénètre dans le dortoir des enfants trouvés, filles : le 3 août, elle envahit le dispensaire et continue de régner dans cet établissement jusqu'à la fin du mois d'octobre.

En ville et au faubourg, après avoir paru presque simultanément sur des points éloignés les uns des autres, le choléra semble concentrer son action sur certains quartiers. En jetant un coup d'œil sur le plan de Rochefort que nous avons annexé à ce travail afin de mieux faire comprendre la marche de l'épidémie, on voit la partie nord de la ville, limitée à l'ouest par la rue du Rempart, au sud par la rue de la Forêt, à l'est par la rue des Fonderies, au nord par la rue Saint-Hubert, former une sorte de foyer au centre duquel se trouve l'hospice civil d'où le fléau se propage en rayonnant au nord dans la direction des rues Saint-Pierre et du Rempart. A mesure qu'on s'éloigne de cette région dans la direction de l'est le nombre des maisons atteintes est moins considérable.

Au sud de la ville, dans la partie circonscrite par les rues du rempart, Saint-Louis, du Port, et des Fonderies, existe un second foyer moins étendu que le premier ; enfin un troisième foyer beaucoup plus petit est limité par les rues Audry - de - Puyravault, Saint - Paul, Cochon - Duvivier et

Martrou. Le centre de la ville habité par la classe aisée est presque complétement préservé , quelques cas y sont seuls indiqués et nous dirons plus loin qu'ils y ont été importés.

Au faubourg , les rues dirigées du nord-ouest au sud-est ont été particulièrement atteintes : c'est d'abord la rue du Chêne dans laquelle sur cinquante maisons on en a compté quatorze (le quart) d'envahies par la maladie ;

Puis la rue Neuve qui a 77 maisons : le choléra a pénétré dans 34 ou près de la moitié. Cette rue est très rapprochée de l'hôpital de la marine.

Puis la grande rue du Faubourg , où l'on compte 156 habitations dont 36 (le 5e) ont été atteintes;

Enfin la rue des Dix-Moulins , bâtie en partie d'un seul côté qui compte environ 45 habitations sur lesquelles 22 ont eu des cas de choléra.

Les rues dirigées du nord au sud ont été faiblement atteintes, mais pas une n'a été épargnée : ainsi la rue des Treilles sur 31 maisons on en a eu 5 , la rue Notre-Dame 7 sur 60 , celle de la Barrière 8 sur 68 , et celle du Pas-du-Loup 8 sur 50.

En dernier lieu les villages qui avoisinent Rochefort ont peu souffert.

Au total, sur près de 500 maisons formant l'ensemble du faubourg, 132 ont été atteintes par l'épidémie; c'est plus du quart; en ville sur 1600 maisons 162, ou le dixième seulement, en ont été frappées

Si l'on examine l'exposition des maisons dans lesquelles le choléra a exercé des ravages, on voit qu'au faubourg, dans les rues Neuve, du Chêne et dans la grande rue, le côté des numéros impairs, exposé au midi et par conséquent plus humide, a été plus maltraité que le côté opposé : le premier a eu deux maisons atteintes contre le second, une. Quelle a été la cause de cette préférence, il est difficile de l'indiquer, le même fait ne s'étant pas produit en ville d'une manière aussi tranchée, quoiqu'il ait été observé dans la rue Saint-Pierre, où sur 30 maisons envahies par le fléau 19 étaient du côté des numéros impairs exposés à l'ouest.

Presque toutes les maisons du faubourg n'ont qu'un rez-de-chaussée bas et humide ; sur 500 qui le composent 97 seulement sont élevées d'un étage ou plus ; il importait de constater si celles-ci avaient été moins maltraitées. Il est résulté de nos recherches que 20 de ces maisons ont eu des cas de choléra : c'est le cinquième du nombre total. Les maisons n'ayant qu'un rez-de-chaussée ont été atteintes dans la proportion d'un du nombre total, mais, dans les maisons élevées d'un étage, le choléra a souvent épargné le rez-de-chaussée.

En ville, la proportion des maisons envahies, n'ayant qu'un rez-de-chaussée, a été assez forte, mais, comme dans le Faubourg, celles plus élevées n'ont pas été épargnées, et dans ces dernières, les étages supérieurs ont souvent fourni une plus forte proportion de malades que le rez-de-chaussée.

Ainsi que nous l'avons déjà dit, le choléra s'est déclaré à la fois sur des points éloignés, cependant on a remarqué

qu'il paraissait progresser du nord au sud et de l'est à l'ouest,
en d'autres termes, du nord-est au sud-ouest. Ainsi, après
avoir débuté presque simultanément en ville et dans le faubourg, il a d'abord sévi avec plus de violence dans la partie nord et élevée de la première ; puis dans la partie sud
beaucoup plus basse, diminuant intrà-muros, il a ensuite fait
des progrès dans le faubourg, envahissant en dernier les
maisons les plus à l'ouest et les plus éloignées de la Grande
Rue du Faubourg, sans cependant cesser complètement sur
les autres points.

En examinant de nouveau le plan de Rochefort, l'on voit
que dans les foyers principaux que nous avons signalés se
sont formés de petits foyers partiels constitués par l'agglomération de quelques maisons : ainsi dans la rue du Rempart, les n°ˢ
15, 16, 17, 18, qui se touchent, ont tous fourni des cas de
choléra, les n°ˢ 20 et 21 de même, plusieurs maisons de la
rue St.-Jacques qui correspondent par les cours et par les
jardins à celles infectées de la rue du Rempart, ont offert de
semblables résultats, il en a été de même pour les maisons
de la rue Saint-Pierre opposées à celles de Saint-Jacques,
enfin dans la rue des Fonderies, le n° 81, presqu'adossé
au n° 96 de la rue St.-Pierre, a, comme ce dernier, plusieurs victimes à l'épidémie.

Au faubourg, l'existence de ces foyers partiels, est encore plus évidente dans les rues Neuve, du Chêne, Grande
Rue, et des Dix Moulins.

Il ressort en outre de cet examen que si, dans beaucoup de
maisons, le choléra n'a atteint qu'une personne, dans d'autres il a frappé impitoyablement presque tous celles qui y lo-

geaient, ainsi dans la maison n° 79, de la rue du Rempart, à l'angle que forme cette rue en face l'égout de la batterie de l'école, 9 personnes sont devenues cholériques; au n° 14 de la même rue, proche la maison d'arrêt; dans une situation relativement plus favorable, on a compté 7 cas de choléra; les numéros 18 et 32, de la même rue, en ont donné chacun 4; le n° 18 de la rue St.-Jacques, a fourni 3 cas; le n° 96 de la rue St.-Pierre, 4; le n° 84 de la rue des Fonderies, 5 cas; le n° 8 de la rue Bégon, 3; le n° 23 de la rue de Laforêt, 4; le n° 75 de la rue des Trois Maures, 3.

Au faubourg, cette tendance de la maladie à se concentrer en foyers, a été encore plus prononcée. Ainsi le n° 91 de la Grande Rue, a fourni 13 cas de choléra; le n° 93, 8; les n°s 76, 9, et le n° 25, 5; les n°s 107 et 112, chacun 4; les n°s 49, 55, 97, 111, chacun 3; dans la rue Neuve, le n° 25 a eu 6 de ses habitants atteints; les n°s 43, 49, 77, 5 chacun; les n°s 21, 37, 51, chacun 3; dans la rue du Chêne, les n°s 15 et 20 ont eu chacun 8 cas de choléra; le n° 5, 4 cas; dans rue de la Barrière, les n°s 24 et 32 ont eu chacun 4 cas.

Voulant nous rendre compte des causes locales qui ont pu, dans ces divers endroits, ajouter à l'influence pernicieuse de l'épidémie, nous avons reconnu qu'en ville la maison, sous le n° 96, de la rue Saint-Pierre, comme celle sous le n° 14, de la rue du Rempart, étaient habitées par un grand nombre de personnes, appartenant pour la plupart à la classe ouvrière; que si la première était dans de meilleures conditions hygiéniques, sous le rapport de la propreté,

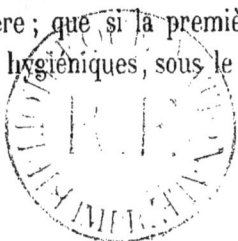

2

elle avait, comme la dernière, les appartemens qu'on y loue, ouverts sur une cour étroite et longue, sorte de ruelle où le soleil ne pénètre presque jamais, et où les moyens d'aération sont insuffisans.

Au faubourg, une semblable disposition des logements se retrouve dans la plupart des maisons dont les habitants ont été les plus maltraités par le choléra : ce sont des cours longues et étroites, bordées de bâtiments, n'ayant souvent qu'un rez-de-chaussée dont le sol, sur la terre, est au-dessous du niveau des cours ou de la rue voisine. Ces logements, presque toujours bornés à une seule chambre, n'ayant d'autres ouvertures qu'une porte et une fenêtre percées dans la même direction, n'ont par conséquent qu'un éclairage et qu'une aération incomplets ; dans ces logements rétrécis sont entassés tous les membres d'une même famille : la population ainsi agglomérée s'y trouve dans des conditions hygiénique déplorables. Pour donner une idée de cette agglomération, nous citerons la rue Neuve, l'une des plus maltraitées par l'épidémie, qui est formée de 77 maisons numérotées, dont trois seulement sont élevées d'un étage, et dont la population est d'environ 600 habitants, soit en moyenne 8 habitants par maison. L'étranger qui admire la largeur de nos rues, leur rectitude et leur bonne direction est loin de soupçonner l'existence de ces ruelles sombres et humides, qui rappèlent celles, si malsaines, que l'on rencontre au centre de nos vieilles villes de France, et qui sont bien au-dessous d'elles pour la salubrité, puisqu'elles ont l'inconvénient de n'être pas soumises à la surveillance de l'autorité.

Une autre incommodité qui existe dans plusieurs rues du Faubourg et particulièrement dans celles du Chêne, de la Barrière, du Pas-du-Loup, c'est l'encaissement des maisons dont le niveau des appartements habités est en contre-bas de celui de la rue voisine. Cet inconvénient date d'une époque éloignée, dans un mémoire rédigé, en 1786, sur les moyens de corriger les effets de l'insalubrité de Rochefort, M. Cochon-Dupuis, alors médecin en chef de la marine, demandait avec instance qu'on le fît disparaître.

Dans les maisons des mêmes rues, les pentes sont disposées de telle sorte que les eaux ménagères au lieu de s'écouler sur la voie publique, où elles pourraient être entraînées promptement par les moyens d'irrigation que possède la ville, ce qui atténuerait les effets des miasmes délétères qui s'en dégagent, vont se perdre dans des égoûts ou puisards creusés soit dans les cours, soit dans les jardins. Ces puits perdus, c'est ainsi qu'on les nomme, mal entretenus pour la plupart, ne sont qu'imparfaitement fermés : rien ne s'oppose au dégagement des gazs putrides, lorsque la fermentation s'établit dans les liquides infects qu'ils contiennent. Souvent même il arrive qu'ils débordent et alors la bouche du puisard se transforme en mare fétide qui, selon les influences de la saison, s'étend ou se rétrécit. Nous obtînmes de l'autorité municipale, quelques jours avant l'invasion de l'épidémie cholérique, qu'elle fît disparaître un semblable foyer d'infection, dont je lui avais signalé l'existence au n° 35 de la rue Neuve. Il serait à désirer qu'elle prit un arrêté pour supprimer tous ceux qui existent encore dans le Faubourg, et qu'elle fît

établir un système régulier d'écoulement des eaux ménagères sur la voie publique.

La mauvaise disposition des latrines, dans la plupart des
maisons que j'ai visitées, doit encore exercer une fâcheuse influence sur la santé publique. Dans un grand nombre de maisons de la ville ces servitudes sont placées au bas des escaliers,
de telle sorte que, dans celles à plusieurs étages, les émanations
qui s'en échappent pénètrent dans les appartements supérieurs, y impressionnent désagréablement l'odorat, et nui-
sent à ceux qui les habitent. Dans le faubourg, leur construc-
tion est également vicieuse, et leur état d'entretien des plus
déplorables, ce sont de véritables foyers d'infection perma-
nents. Ne serait-il pas possible de remédier à un tel état
de choses, en arrêtant administrativement que les latrines seraient construites de manière à ne pas nuire à lapo-
pulation, et en prenant toutes les précautions pour faciliter
le dégagement au dehors des gazs qui s'y forment ?

Si les causes permanentes d'insalubrité que nous venons
d'exposer ont pu, dans quelques endroits, rendre l'action du
choléra plus meurtrière, nous devons dire aussi que souvent
ce fléau a pesé sur des individus habitant des localités saines,
jouissant d'une aisance raisonnable et sachant entretenir au-
tour d'eux une propreté irréprochable.

L'étude des phénomènes météorologiques ne nous a rien
fourni qui put éclairer sur l'action qu'ils ont exercée sur la
marche et sur l'intensité de l'épidémie : le temps, presque
constamment beau pendant le mois de juin, devint pluvieux
dans le courant du mois de juillet. C'est sous cette influence

que le choléra a sévi avec plus de force. A la suite d'un violent orage survenu le 5 août, le nombre des cas s'est accru et a atteint le chiffre le plus élevé, le 10, sous l'influence de l'humidité produite par cette perturbation atmosphérique. Le baromètre était descendu ce jour-là à 753, le thermomètre s'était élevé le 4 à 26° centig. A dater du 16, les vents ont soufflé du N. E. et du N. O. et la période de décroissance s'est prononcée de plus en plus. Mais les mêmes influences s'étant reproduites dans le courant de Septembre il n'y a pas eu cependant de recrudescence de la maladie.

Après nous être occupés des lieux, nous avons dû rechercher quelle influence le sexe, l'âge, la profession, les habitudes de tempérance ou d'ivrognerie, l'état de santé ou de maladie, les dispositions morales, avaient exercé sur la marche de la maladie.

Les tableaux nos 16 et 16 du mémoire de M. Leprédour nous ont fourni d'utiles renseignements pour arriver au premier résultat et connaître ainsi l'influence des sexes.

Sous le rapport des sexes, sur 794 cas qui ont été constatés il y a eu 441 hommes et 349 femmes : la différence qui existe entre ces deux nombres est loin d'être proportionnelle à celle que l'on observe entre le chiffre de la population masculine et celui de la population féminine à Rochefort. D'où il ressort que les femmes ont proportionnellement plus souffert que les hommes. A quelle cause attribuer ce résultat? Dépend-il des habitudes plus sédentaires de ces dernières et de l'action plus constante que pouvaient exercer sur elles les causes de la maladie alors qu'elles semblaient se concentrer dans certaines localités? Il est difficile de résoudre cette question. Quant à la mortalité, la différence des sexes n'a pas paru exercer une grande action sur elle, puisque, sur 441 hommes atteints, 301 ou les 2/3 environ ont succombé et que sur 349 femmes 236 ou les 2/3 également ont succombé.

L'influence de l'âge a été marquée en ce sens que les enfants ont été atteints en nombre proportionnellement plus grand que les adultes et qu'ils ont fourni un chiffre de mortalité beaucoup plus élevé. M. Penard chargé, presque pendant toute la durée de l'épidémie du service des quartiers du Faubourg qui ont été les plus mal traités, a contasté qu'au dessous de sept ans, la mortalité a été de près des quatre cinquièmes du nombre total des cas; de 8 à 15 ans, le chiffre des guérisons est devenu plus favorable. Nos recherches sur le nombre total des cas observés ont confirmé l'observation de notre confrère. D'où il faut conclure que les causes du choléra, comme toutes celles qui agissent sur le principe de la vie, sont d'autant plus meurtrières que les sujets qu'elles frappent sont plus jeunes. Une disposition semblable a été observée au déclin de l'âge, la mortalité sur les individus ayant dépassé 60 ans a été de 80 pour cent.

Les diverses professions n'ont pas paru exercer d'action marquée sur la marche de la maladie, ni prédisposer ceux qui les exerçaient à la contracter; il serait d'ailleurs fort difficile de faire leur part quand on veut se rendre compte de toutes les causes qui tendent à modifier l'économie animale pendant la durée d'une épidémie de la nature de celle que nous venons de traverser. Disons toutefois que les hommes que leur état oblige à vivre au milieu d'émanations plus ou moins pernicieuses, ne figurent pas pour un chiffre proportionnel plus élevé que les autres sur les listes que nous avons consultées ; ainsi les tripiers , les vidangeurs , les fossoyeurs n'ont fourni que peu ou point de malades.

Le régime alimentaire exerçant une action marquée sur les forces vitales , sur la constitution, il importait d'étudier la part qu'il pouvait avoir eu dans la production du choléra. Un de nos confrères, M. Roux , chirurgien de 2e classe , ayant émis la pensée que la prédilection toute particulière que cette maladie semble affecter pour la population indigène du delta du Gange, pouvait être attribuée à la nourriture exclusivement végétale de cette population , nous avons cherché à connaître le mode habituel d'alimentation de ceux sur qui le fléau s'est plus particulièrement appesanti. La classe sur laquelle le choléra a sévi à Rochefort, avec le plus de violence, se nourrit mal, ne mange presque jamais de soupe, rarement de la viande ; ses aliments de prédilection sont le poisson fumé ou salé (harengs, sardine, morue,) des coquillages, de la salade d'herbes vertes, apprêtée le plus ordinairement avec de l'huile de noix et un excès de vinaigre ; dans la saison, des melons de qualité inférieure, ou de mauvais fruits ; en tout temps, pour boisson, de la piquette et de l'eau des puits car il n'y a pas de fontaine au faubourg et un tiers de notre population est condamné à s'abreuver d'une eau séléniteuse chargée de principes qui doivent exercer une fâcheuse influence sur la santé. C'est un devoir impérieux pour l'autorité munici-

pale de s'occuper le plus promptement possible d'assurer
à tous les quartiers de la ville et du faubourg la quantité
d'eau potable nécessaire aux besoins de la population. (*)

Les habitudes de débauche et d'intempérance, autant par
l'atteinte qu'elles portent à l'innervation que par la prédomi-
nence de certains principes qu'elles tendent à fixer dans
l'économie, paraîtraient favoriser le développement du choléra ;
c'est du moins ce que semble indiquer le nombre proportionnel
plus élevé de filles publiques et d'ivrognes qui ont été enlevés
par l'épidémie, les derniers surtout très-rapidement.

Il est difficile d'apprécier la part que l'état moral des
individus peut avoir dans le développement d'une maladie
de la nature du choléra. Tout en reconnaissant l'action débi-
litante de la frayeur qui s'empare d'une foule de personnes
à la vue des scènes lugubres qui se répètent chaque jour
dans les temps d'épidémie et les conditions défavorables dans
lesquelles elle place ceux dont elle s'empare, disons cependant que, dans beaucoup de cas, la crainte n'a rien produit.
Nous pourrions citer entr'autres le fait d'un forçat, qui,
atteint des prodromes de la maladie, fut saisi d'une frayeur
extrême, manifesta le plus violent désespoir et échappa ce-

(*) Une note, insérée dans la *Gazette des Hôpitaux* du 13 septembre 1849,
signale le danger qu'il y a, surtout en temps de choléra, à faire usage d'une
eau de mauvaise qualié ; elle rappelle que l'eau qui sert pour les besoins de
l'hôpital de la Salpêtrière et dont on fait usage pour les tisannes des malades a été trouvée boueuse, saumâtre et ayant un goût fade, désagréable et tout
le monde sait avec quelle violence le choléra s'est appesanti sur cet hospice. Si
le fait rapporté dans cette note est vrai, on comprend combien il importe d'a-
viser aux moyens de procurer à la population extra-muros de notre ville un
l'approvisionnement suffisant d'eau potable ; dans le cours de l'été dernier,
l'eau de rivière que la pompe à feu envoie à l'hôpital a été trouvée saumâtre et
de mauvaise qualité. Cette circonstance fortuite a-t-elle été pour quelque chose
dans l'intensité du choléra ?

pendant à des accidents cholériques formidables. Nous n'avons pas à nous occuper de ces dispositions fâcheuses des esprits qui portent dans de pareilles circonstances les classes inférieures à la suspicion, à la défiance, à la haine, à la révolte même contre tous ceux qui se préoccupent de leurs malheurs et cherchent à les soulager ; Rochefort, comme tous les lieux fortement atteints par le choléra, a eu le douloureux spectacle de ces orages populaires, de ces menaces d'émeutes que le bon sens de la majorité a heureusement su comprimer.

La tendance que le fléau a eu, dans les trois apparitions qu'il a faites à Rochefort à concentrer ses ravages dans les hôpitaux prouverait une influence prédisposante constituée par l'état de maladie. Sur 187 cholériques traités à l'hôpital de la marine, 30 seulement doivent être considérés comme ayant contracté la maladie hors de cet établissement, les autres y étaient entrés à des époques diverses pour d'autres affections que le choléra, ou appartenaient au service des malades. Les fièvres intermittentes étant les maladies dominantes, surtout à l'époque où l'épidémie était dans toute sa force, il n'est pas surprenant que le plus grand nombre de ceux qui ont contracté le choléra aient eu d'abord des fièvres d'accès, et ce serait à tort que l'on chercherait dans les modifications que le miasme paludéen peut imprimer à l'économie, l'origine d'une prédisposition particulière à contracter cette maladie ; d'ailleurs les affections continues n'ont pas préservé davantage de son atteinte : nous avons vu des personnes malades de coqueluche, de bronchite, de pneumonie, de pleurésie, contracter le choléra. Les affections abdominales, diarrhées, dys-

senteries, prédisposaient surtout à subir l'influence épidémique ;
cependant chez un grand nombre de sujets atteints de cholérine les accidents se sont calmés sans qu'il se soit manifesté
des symptômes vraiment cholériques. Les fièvres éruptives,
qui régnaient en même temps, ont souvent été interrompues
dans leur marche par l'apparition de symptômes cholériques
promptement mortels; ainsi des varioles et des varioloïdes se
sont transformées en choléra, chez quelques sujets dans la période de desquammation, chez d'autres au moment de la suppuration des pustules. Un condamné aux travaux forcés à
peine guéri d'une varioloïde grave est mort de l'épidémie :
peu de jours après être sorti de l'hôpital, il contracta le
choléra dans une salle d'hommes libres où il était employé
comme infirmier.

Les vénériens qu'on supposait, soit par la nature de leur
maladie, soit par l'influence du traitement mercuriel qu'ils
subissent fréquemment, dans des conditions à être préservés,
ont fourni un bon nombre de cas aussi bien parmi les femmes du
dispensaire de l'hospice civil que dans les salles de l'hôpital
de la marine. Les affections chroniques telles que hydropisie,
phthisie pulmonaire, scrophules, carie des os, tumeur blanche
des articulations, ostéo sarcôme, n'ont pas préservé ceux qui
en étaient atteints. Les accidents traumatiques ont paru prédisposer à contracter la maladie: ainsi un forçat, atteint de
fracture, est mort du choléra peu de jours après son entrée à
l'hôpital; un matelot qui avait fait une chûte sur la tête, laquelle avait été suivie d'accidents cérébraux, mourut, le lendemain, du choléra: il est vrai de dire que si on avait transpor-

té ces blessés ailleurs que dans un lieu où l'épidémie était dans toute sa force, ils n'en auraient peut-être pas été les victimes.

Ce qui a été observé sur les hommes entrés à l'hôpital de la marine pour d'autres maladies que le choléra, l'a été également sur les personnes en traitement à l'hospice civil ou dans les différents quartiers de la ville, de telle sorte que le choléra a frappé, en plus grand nombre, ceux dont la constitution était affaiblie par des maladies nouvelles ou anciennes.

La question du mode de propagation du choléra est une des plus graves et des plus difficiles qu'on ait à traiter. Sans avoir la prétention de la résoudre, je me bornerai à exposer les faits qui ont été recueillis pendant la durée de l'épidémie. D'après le mémoire de M. Leprédour, ces faits sont de nature à faire rejeter toute idée de contagion, nous le croyons aussi quoique nous n'ayions pas à ce sujet une certitude complète.

A son début, ainsi que nous l'avons déjà dit, au commencement de ce travail, le choléra montrait de la tendance à frapper plusieurs victimes dans les maisons où il se déclarerait; ainsi, la petite Marie D..., enlevée en quelques heures, le 5 juin, au n° 109 de la rue Saint-Jacques, avait été suivie 11 jours après, par sa bonne, jeune fille de 23 ans; cette maison cessa en partie d'être habitée, et aucun autre membre de la famille D.... qui se composait, au 3 juin, de cinq personnes ne fut atteint de l'épidémie après le deuxième cas.

Au n° 96 de la rue Saint-Pierre, deux personnes moururent à quatre jours d'intervalle, le 4 juillet et le 8 du même mois; sept jours après, la femme Lebrasse, demeurant au n° 88 qui venait journellement au n° 96 pour y voir sa mère, la femme Jacquinot, est prise du choléra et meurt chez elle; mais au n° 88, où est venu mourir la femme Lebrasse, on n'a pas observé d'autres cas, tandis que le n° 96 en donna encore quelques cas.

Le 17 juillet, une jeune fille du n° 18 de la rue Saint-Jacques est enlevée en quelques heures; le 18 et le 19, sa tante et son père périssent également; puis le 22, une femme du n° 16 qui a eu des relations avec le n° 18 est atteinte et guérit du choléra, sans que de nouveaux cas de cette maladie soient observés dans cette dernière maison.

Au faubourg, le choléra marche de la même manière, deux enfants de la famille Lavalade sont enlevés le 19 juillet; au n° 15 de la rue du Chêne, après quelques heures de maladie, le 21, la grand'mère de ces deux enfants succombe; le 24, une nouvelle victime est frappée dans cette maison, le 25 idem.

Mais c'est surtout dans les hôpitaux que cette tendance à constituer de véritables foyers d'infection s'est caractérisée davantage, et c'est là qu'on a pu mieux l'étudier.

Le 13 juillet, 5 jours après la constatation du premier cas de choléra à l'hôpital de la marine, la salle n° 17 fut envahie: cette salle, consacrée au traitement des hommes libres fiévreux, occupe le 1er étage du pavillon où elle est située; elle est exposée au N-E et dans les meilleures conditions hygiéniques; quoique contenant 80 lits, 31 seulement étaient occupés par des hommes atteints de maladies peu graves. Les premiers cas s'y succédèrent avec rapidité et furent promptement mortels. L'épouvante, jetée parmi les autres malades, porta tous ceux en état de sortir à demander leur exeat, mais en se hâtant de fuir un lieu qui leur paraissait infecté, ils n'échappèrent pas pour cela au fléau dont ils emportaient sans doute le germe. Successivement, la plupart des fuyards rentrèrent à l'hôpital comme cholériques ou périrent chez eux de la maladie: au total, sur 31 hommes en traitement au jour de l'invasion, 14 ont été atteints du choléra et ont succombé; mais, chose remarquable! pendant que le choléra sévissait ainsi à la salle 17, la salle 15 placée immédiatement au-dessous, au rez-de chaussée, ayant la même exposition et les mêmes dimensions, contenant un même nombre de lits et de malades, fournis par les mêmes corps, était préservée. Ce n'est que le 22 juillet, après qu'on se fut décidé à évacuer la salle 17, qu'on y constata un premier cas qui, pendant plusieurs jours, fut le seul fourni par les malades de cette salle.

Ce qui venait d'être observé à la salle 17 ne tarda pas à se reproduire à la salle n° 8, dont le service m'est confié: cette salle, destinée aux forçats fiévreux, est située au premier étage d'un pavillon occupé exclusivement par les condamnés aux travaux forcés; elle est éloignée et n'a pas de communication avec les salles d'hommes libres où le choléra s'était d'abord manifesté.

Le premier cas observé dans cette salle eût lieu le 16: c'était celui d'un forçat atteint de bronchite et de fatigue, et qui n'était détenu au bagne que depuis peu de temps; le deuxième fut celui d'un infirmier de la salle 17, qu'on apporta dans l'après-midi du 16 et qui mourut le 20 dans l'état algide. A dater de ce moment, chaque jour fournit de nouveaux cas parmi les hommes en traitement dans cette salle; ce furent d'abord ceux qui occupaient les lits les plus rapprochés des malades primitivement atteints ; ainsi le troisième cas fut celui du n° 55, dont le lit est opposé, par la tête, à celui du n° 15; le quatrième, celui du n° 25 presque dans la même position relativement au n° 40; le cinquième, celui du n° 79 placé presqu'en face du n° 40, puis successivement les n°ˢ 13 et 14, voisins du n° 15, et les n°ˢ 44 et 78 rapprochés du 79 et du 40. La multiplicité des cas, leur succession rapide, nous portèrent à demander l'ouverture d'une nouvelle salle de 40 lits, occupant une partie du rez-de-chaussée du même pavillon. Elle fût ouverte le 25 juillet. Exclusivement destinée au traitement des forçats cholériques, nous y fîmes transporter, à dater de ce jour, tous les malades de la salle 8 que l'épidémie atteignit; nous mîmes tous nos soins pour que cette salle fût maintenue dans les conditions hygiéniques les plus favorables; nous en éloignâmes les agents de surveillance qui y couchent habituellement, on n'y admit que très-peu de malades. Malgré les précautions les plus minutieuses, quoique le nombre de ces derniers ne se soit pas élevé au-dessus de 45, quand on pouvait en coucher 100, cette salle devint, dans la première quinzaine d'août, une sorte de foyer d'infection, où tous ceux qui entraient pour y séjourner, ou qui l'habitaient depuis quelques temps contractèrent le choléra ainsi:

Sur quatre forçats entrés le 1ᵉʳ août pour fièvre intermittente constatée, un est atteint du choléra le 4 et succombe le même jour.

Le 2, sur quatre entrants atteints de fièvre intermittente, un devient cholérique le 6 et guérit le 13.

Le 3, un seul entrant atteint de fièvre devient cholérique et guérit.

Le 4, deux entrants pour fièvre quotidienne donnent un cas de choléra le 6 qui guérit le 16.

Le 5, six forçats atteints d'affections diverses sont admis à la salle 8 ; tous six deviennent successivement cholériques et quatre succombent.

Le 6, quatre fiévreux entrés sont pris du choléra peu de jours après et meurent tous les quatre.

Le 7, trois entrants, atteints de fièvre quotidienne, n'existent plus le 10, le choléra les a tués.

Le 8, cinq entrants fiévreux fournissent en peu de jours trois cas mortels de choléra.

Le 9, trois condamnés entrés à l'hôpital pour d'autres maladies que le choléra, en fournissent deux cas qui deviennent mortels le 10 et le 12.

Le 10, sur deux entrants, l'un devient cholérique le 14 et meurt le 15.

Le 11, pas d'entrées pour maladies étrangères à l'épidémie.

Le 12, deux entrants, l'un atteint de fièvre quarte, l'autre de pneumonie, ce dernier devient cholérique le 14 et meurt le 20.

Le 13, un seul entrant atteint de fièvre est pris de choléra le 15 et meurt le 17.

Le 14, le 15, le 16 pas d'entrée pour autres maladies.

que celle due à l'influence épidémique et qui sont immédiatement portés à la salle n° 4.

A dater de ce jour, trois des hommes entrés à la salle n° 8, l'un le 17, le 2e le 26, et le 3e le 1er septembre, sont encore atteints du choléra et meurent le premier le 23, le deuxième le 27, et le dernier le 11 septembre

Au total sur 37 hommes entrés à la salle n° 8 du 1er au 16 août inclus, pour maladies diverses, 25 y sont devenus cholériques, parmi lesquels 19 ont succombé. Si nous ajoutons à ce chiffre celui des forçats entrés avant le 1er août, que l'épidémie a frappés dans le même espace de temps, et ceux qui, vivant sous les mêmes influences, ont été atteints de cholérines ou de diarrhées, on verra que c'est à peine si quelques-uns de ceux qui étaient obligés d'habiter cette salle ont été préservés.

La maladie cessait à peine à la salle n° 8 qu'elle prenait, à la salle 15, (hommes libres) le caractère infectieux qu'elle avait revêtu dans le mois de juillet, à la salle 17 qui est située au-dessus. Jusque là, quelques cas isolés y avaient été observés à d'assez longs intervalles; mais à dater du 24 août, l'influence morbide sembla concentrer son action sur le petit nombre de malades qui étaient encore dans cette salle; le 30, on se décida à la fermer et à évacuer son personnel sur la salle 13 qui était restée inhabitée.

A l'hospice civil, on avait craint l'envahissement de tout l'établissement par le fléau; mais après avoir sévi, en peu de jours, sur un assez grand nombre de jeunes filles élevées à l'hospice, il perdit le caractère infectieux pour frapper soit des personnes appartenant au service de l'établissement, soit des malades entrés pour d'autres maladies.

Nous avons déjà dit que le choléra s'était appesanti avec plus de violence sur certaines maisons du faubourg, qu'il les avait presqu'entièrement dépeuplées; nous avons cité les numéros 25, 76, 91 de la grande rue du Faubourg, les numéros 15 et 20 de la rue du Chêne, le n° 77 de la rue Neuve, comme ayant vu se reproduire, sur une plus petite échelle, cette action dévastatrice qu'on avait observée dans les salles de l'hôpital de la marine et plus particulièrement dans celle des condamnés aux travaux forcés. Comment expliquer de semblables faits? Les partisans de la contagion y trouveront des arguments en faveur de l'opinion qu'ils soutiennent, et cependant, dans ces tristes journées de la première quinzaine du mois d'août où tous ceux qui entraient à la salle n° 8 avaient, dans le rapport de 1 a 2 la chance d'être frappés de l'épidémie, ceux qui sortaient journellement de cette même salle pour rentrer au bagne et s'y mêler au reste de la chiourme, n'y portèrent pas la maladie. Il est à remarquer en effet que pendant le temps que le choléra a régné à Rochefort, le bagne n'en a fourni directement que quatre cas isolés : c'étaient des hommes forts et vigoureux qui n'étaient pas venus à l'hôpital depuis fort longtemps. Dans le même temps, les vêtements des condamnés morts du choléra à l'hôpital étaient reportés aussitôt au bagne, ainsi que cela est d'habitude; déposés dans un magasin, on les soumettait à une visite pour constater leur degré d'usure et quand ils pouvaient encore servir on les délivrait aux nouveaux admis au bagne sans que ce changement d'usufruitier ait donné lieu au développement d'un seul cas de la maladie.

A l'hôpital, les gardiens et les garçons d'amphithéâtre qui maniaient les cadavres peu d'instants après la mort, avant et après les autopsies, n'ont point été atteints.

Le service des sépultures en ville se fait par des porteurs qui conduisent à bras les cercueils à l'église et de là au cimetière; pendant les deux mois et demi qu'a duré le fort de l'épidémie, malgré le travail pénible de ces hommes et leur contact presque immédiat avec des cadavres de cholériques, pas un seul n'a été atteint de la maladie.

A la prison civile, où les détenus ont concouru pendant près d'un mois à assurer le service des inhumations dans le cimetière de la ville, chaque jour une corvée de dix ou douze prisonniers fût affectée à ce travail, et pas un seul cas de choléra n'a été constaté à la prison.

A l'hôpital civil, M. Leprédour a observé le fait suivant qui est consigné dans son rapport et qui tend à infirmer toute idée de contagion : « La fille Geneviève Benon, en traitement à la salle des femmes, depuis le 22 mars, pour une affection chronique de la poitrine éprouve les accidents les plus graves du choléra; c'était le premier cas observé dans l'établissement. On la laisse au milieu des autres femmes, elle reçoit leurs soins, ceux de quelques personnes du dehors, la maladie suit sa marche habituelle, passe à l'état typhoïde et se termine par la mort après seize jours de durée, néanmoins aucune autre femme de cette salle n'est atteinte; celles qui, après la mort de la fille Benon, viennent oc-

cuper successivement son lit en sont également préservées et pas une de celles venues du dehors pour la soigner
n'a eu le choléra.

Les casernes, malgré leurs relations quotidiennes avec
l'hôpital de la marine, par l'intermédiaire des hommes entrants ou sortants de cet établissement, n'ont eu qu'un petit
nombre de cas de la maladie qui n'y a point présenté le
caractère épidémique qu'elle revêtait ailleurs.

L'artillerie de marine dont l'effectif s'élève à 200 hommes
environ n'a eu que quatre cas de choléra qui se sont déclarés sur des hommes à l'hôpital ou en sortant.

L'infanterie de marine, avec un effectif moyen de 1174
hommes, n'a eu qu'un seul cas de choléra bénin qui se soit
déclaré à la caserne Joinville; les huit autres cas observés
ont eu lieu sur des hommes en traitement à l'hôpital.

On peutêtre surpris, en voyant cette espèce d'immunité
pour les troupes de la marine, d'apprendre que le bataillon
du 72e de ligne en garnison à Rochefort dont l'effectif s'é-
levait à environ 600 hommes et dont une partie habitait la
même caserne que l'Infanterie de Marine a fourni un chiffre
bien plus élevé de cholériques. Il résulte en effet d'un rapport officiel adressé par M. Fleury, médecin civil, chargé
du service de santé du 72e que du 17 juillet au 14 octobre
1849, ce régiment a eu 40 hommes atteints du choléra
dont 23 ont succombé. En cherchant à nous rendre compte
des causes qui ont pu produire un semblable résultat, nous
avons acquis une nouvelle preuve du danger qu'il pouvait y
avoir à séjourner dans les lieux infectés : le 72e de ligne

arrivé à Rochefort vers la fin du mois de Septembre 1848, avait toujours compté un nombre de malades proportionnelle-ment plus élevé que les troupes de marine, mais cette diffé-rence n'a jamais été plus marquée que pendant la durée du choléra, où le chiffre des malades à l'hôpital provenant de l'infanterie de marine ne s'est élevé en juillet que de 20 à 28, tandis qu'avec un effectif moitié moins fort, le 72e de ligne en a constamment compté, dans le même mois, de 23 à 62. En août, l'infanterie de marine n'a plus eu que de 31 à 13 hommes à l'hôpital, l'infanterie de ligne de 55 à 42. Vers la fin de Septembre, le choléra abandonnant l'hôpital, les troupes de marine reprirent à y envoyer leurs malades, de telle sorte qu'à la fin de ce mois les deux corps comptaient à peu près le même nombre d'hommes dans cette localité, mais en sus du chiffre plus élevé de malades provenant du 72e, ce régiment a fourni, pendant toute la durée de l'épidémie, exclusivement les hommes de garde dans cet établissement et de plus ceux affectés aux portes de la ville et à quelques-uns des postes de l'arsenal; au total plus de 80 hommes par jour étaient com-mandés de garde et chacun, d'eux avait, par conséquent, la chance de revenir tous les trois ou quatre jours dans les lieux où sévissait la maladie: il n'est donc pas surprenant que ce corps ait compté un plus grand nombre de victimes que les troupes de marine qui se maintinrent éloignées du foyer d'infection.

Parmi les 40 militaires du 72me régiment qui ont été frappés par l'épidémie, c'est à peine si quelques-uns l'ont été spontanément et en dehors des lieux infectés. Les deux premiers étaient en traitement à là salle n° 17, lorsque le choléra s'y déclara, ils sortirent de l'hôpital le 16 juillet pour y rentrer le lendemain et mourir. Plusieurs autres, après un séjour plus au moins prolongé à l'hôpital où ils étaient entrés à diverses reprises , depuis le commencement de l'année, furent atteints ; quelques-uns (15), comme les forçats de la salle n° 8, étant entrés pour d'autres maladies sont devenus cholériques quelques jours après, un fut pris étant de garde au poste de l'hôpital. En définitive, la cause qui a conduit les hommes du 72e de ligne à fournir une plus forte proportion de cholériques est la présence permanente d'un plus grand nombre de ces hommes à l'hôpital pendant toute la durée de l'épidémie. On n'a compté en effet que 4 ou 5 cas spontanés , c'est-à-dire s'étant déclarés sur des hommes jouissant en apparence d'une bonne santé. Deux officiers figurent dans ce chiffre; un seul est mort.

Sur 12 matelots cholériques provenant de la division des équipages de ligne dont l'effectif était de 260 hommes, deux seulement ont eu le choléra sans avoir subi l'influence du séjour de l'hôpital, les 10 autres ont contracté la maladie dans cette localité.

Sur sept agents de surveillance (effectif 125) atteints du choléra, 6 étaient de service ou malades à l'hôpital lorsque la maladie s'est déclarée sur eux.

Ainsi la remarque s'applique à tous les services; le séjour préliminaire à l'hôpital a été une des principales prédispositions pour contracter la maladie. En dehors de cette localité on n'a observé, parmi les grandes agglomérations d'hommes, que quelques cas isolés. Nous l'avons vu pour les casernes, pour les prisons, pour le bagne. L'hospice des orphelines habité par de vieilles femmes et de jeunes filles n'en a pas offert un seul cas : quoique les conditions d'âge les plus favorables au développement du choléra soient réunies dans cet établissement il a cependant été préservé.

Le collége n'en a fourni qu'un seul cas, et les autres pensions de la ville ont été préservées.

Les contagionistes pourront alléguer eu faveur de leur opinion, les cas de choléra observés parmi les forçats employés en qualité d'infirmiers dans les salles de l'hôpital, parmi les servants, hommes libres attachés à la cuisine et à la pharmacie, parmi les hommes et les femmes assistant les malades de l'hospice civil, ceux enfin assez nombreux survenus en ville, sur des personnes ayant donné des soins à des cholériques, et qui contractèrent la maladie peu de temps après.

Mais les forçats infirmiers et autres serviteurs des hôpitaux vivaient constamment au milieu du foyer infectieux ; ils couchaient dans les salles où l'épidémie sévissait avec le plus de violence ; ils assistaient les malades à tous les instants du jour et de la nuit, et quoique leur santé les plaçât dans des conditions plus favorables pour n'être pas atteints, il n'y a rien d'extraordinaire à ce qu'ils aient fourni un chiffre assez élevé de malades puisqu'ils subissaient les mêmes influences qu'eux.

Quant aux cas observés en ville, parmi des personnes ayant donné des soins aux cholériques, il paraît plus difficile peut-être d'apprécier s'ils ont été produits par la contagion ou par l'infection. Cependant, en analysant les faits avec soin, on voit, par exemple, que la femme Lebrasse, morte au n° 88 de la rue St.-Pierre, avait été plusieurs fois chaque jour, avant de tomber malade, au n° 96, où avaient déjà eu lieu deux cas de choléra et où logeait sa mère qui mourût, quelques jours après, de l'épidémie; que la fille Rose Marcombe, devenue cholérique au n° 21, de la rue de la République, avait, contracté la maladie en donnant des soins à l'enfant Cherrier, mort au n° 81 de la rue des Fonderies : dans cette maison le choléra avait atteint 5 ou 6 personnes; que dans les quartiers les plus maltraités, tels que le haut de la rue St.-Jacques, les rues du Chêne, Neuve et Grande Rue du faubourg, les femmes Lesquin, Garnier, Crouaille, Sauvaget, Chauvet, succombèrent après avoir prodigué des soins, soit à leurs proches, soit à leurs voisins. Mais toutes ces localités formaient autant de petits foyers partiels de la maladie, et ce qu'on avait constaté à l'hôpital sur un grand nombre d'individus se reproduisait dans les maisons particulières, et lorsqu'en voyant succomber tous les individus d'une même famille, le peuple disait que la maladie suivait le sang, n'indiquait-il pas par là que les mêmes influences infectieuses, agissant sur tous ceux réunis dans un même local, les tuaient de la même manière que ceux qui succombent sous l'action toxiques de miasmes se dégageant d'un foyer paludéen ?

On est encore porté à repousser l'idée de contagion : 1° quand l'on voit des cholériques, transportés des foyers infectes dans la partie saine de la ville, y périr sans être suivis d'aucun autre cas : c'est ce qui a eu lieu pour ceux observés aux n°s 28 de la rue Audry, 72 et 88 de la rue des Fonderies. Ces trois cas fournis par des enfants qui avaient été atteints de l'épidémie, le premier dans une des maisons de la rue St.-Hubert où il était en nourrice, et où deux ou trois cholériques étaient déjà morts ; les deux autres hors de Rochefort ; 2° quand on sait que les sœurs de la charité, malgré leur zèle et leur admirable dévouement, ont été toutes préservées des atteintes du fléau à l'hôpital de la marine, et qu'une seule de celles attachées à l'hôpital civil et vivant au milieu des jeunes filles sur lesquelles le fléau s'appesantissait, a succombé ; 3° quand parmi les 40 à 50 élèves appartenant à l'école de médecine, 2 seulement ont succombé à l'influence épidémique, encore un de ceux-ci n'avait-il pas mis les pieds dans les salles des cholériques ; 4.° quand aucun des médecins fréquentant les hôpitaux et les maisons les plus infectées de la ville et du faubourg, n'a été atteint ; 5° quand on sait enfin que la maladie a éclaté presqu'en même temps sur plusieurs points de la ville sans qu'il ait été possible de démonsrer que ses premières victimes aient eu quelques rapports avec les localités voisines primitivement envahies par le fléau, et quand, depuis plusieurs mois , des communications nombreuses et quotidiennes avec Paris, Nantes, la Rochelle et autres lieux où la maladie sévissait avec violence, n'avaient été suivies d'aucun fait d'importation.

Quoiqu'il soit fort difficile de préciser la durée d'une maladie, par l'ignorance où l'on est du moment où elle commence à se manifester, et que la plupart des malades ne puissent par eux-mêmes fournir rien de positif à ce sujet, nous emprunterons au travail de M. Leprédour le tableau suivant qui indique dans quelle limite de temps la mort est survenue chez ceux qui ont succombé.

Sur	14	la maladie a durée de	une	heure	à	6
›	94	› ‹	de six	d°	à	12
›	123	› ›	de douze	d°	à	24
›	74	› ›	de un jour	d°	à	2
›	43	› ›	de deux	d°	à	3
ᵣ	22	› ›	de trois	dᵍ	à	4
›	20	› ›	de quatre	d°	à	5
›	14	› ›	de cinq	d°	à	6
›	13	› ›	de six	d°	à	7
›	11	› ›	de sept	d°	à	8
›	6	› ›	de huit	d°	à	9
›	4	› ›	de neuf	d°	à	10
›	5	ₜ ›	de dix	d°	à	15
›	1	› ›	de quinze	d°	à	20

En moyenne, la mort est arrivée 29 heures après l'invasion, mais si l'on tient compte des diverses époques de l'épidémie, on voit qu'en juin la mort survenait, en moyenne, après 33 heures de maladie; en juillet, après 39 heures; en août, après 45 heures; en septembre, après 56 heures. C'est-à-dire que le choléra tuait avec d'autant plus de promptitude qu'on était plus rapproché du moment où il s'était déclaré.

Pour compléter ce qui est relatif à la durée du choléra nous aurions voulu connaître quelle avait été, pour chaque âge, la force de résistance à l'action du mal, malgré l'impossibilité de pouvoir connaître la durée de la maladie chez tous ceux qui ont succombé. Il est résulté de nos recherches que la résistance qu'opposent les individus à l'action destructive qui les frappe est en raison directe des forces de l'âge, sans que cette résistance soit aussi tranchée qu'on pourrait le supposer pour l'âge adulte, par exemple.

Le mémoire de M. Leprédour a aussi établi le rapport des cas de choléra aux effectifs des différents corps, appartenant à la guerre ou à la marine, qui stationnaient à Rochefort.

POPULATION APPARTENANT A LA MARINE OU A LA GUERRE.

DÉSIGNATION DES CORPS.	EFFECTIF	CAS DE CHOLÉRA	GUÉRISON.	DÉCÈS.	RAPPORT DES CHOLÉRIQUES à l'effectif.	RAPPORT DES DÉCÈS AUX CAS de choléra.
Infanterie de marine. .	896	·13	9	4	1, 45: 100	51 p. °/°
Artillerie de marine. .	267	4	4	«	1, 50: 100	«
Équipages de ligne. . .	260	12	5	7	4, 61: 100	58 p. °/°
Ouvriers de l'Arsenal. .	2614	88	37	51	3, 36: 100	58 p. °/°
Agents de surveillance.	125	7	4	3	5, 60: 100	43 p. °/°
Condamnés aux trav. for.	1001	71	21	50	7, 09: 100	72 p. °/°
Garnison du 72ᵉ r. de lig.	603	40	17	25	6, 60: 100	55 p. °/°
TOTAUX	5746	233	97	138	4, 00: 10	58 p. °/°

Le même travail entrepris pour la population civile a donné les résultats suivants.

POPULATION CIVILE.

LIEUX.	popula.	cas de choléra	guérison	décés.	rapport des cholériq. à la popula.	rapport des décès aux cas de choléra.
En ville. . .	12192	209	121	88	1, 06 : 100	60 p. 0/0
Au faubourg.	5423	225	68	157	4, 15 : 100	69 p. 0/0
Totaux. . .	17615	434	189	245		

Quelque intérêt qu'on eût à connaître les pertes que les différents corps de troupe avaient éprouvées pendant le cours de l'épidémie et le rapport des cas de choléra avec les effectifs, nous avons cru devoir pousser plus loin ce genre de recherche et comme la maladie n'a pas, pour ainsi dire, pénétré dans les lieux habités par le plus grand nombre d'individus appartenant à ces effectifs, que c'est particulièrement sur ceux ayant été ou étant à l'hôpital qu'elle s'est appesantie, nous avons relevé le nombre d'hommes appartenant à chaque corps, présents à l'hôpital le 1er Juillet, au moment où le choléra allait y prendre le caractère épidémique, le nombre de ceux entrés pendant les mois de Juillet, Août, et Septembre où il a conservé ce caractère, et nous avons établi ensuite les rapports existants entre les cas de choléra constatés et le total des individus ayant vécu dans le foyer d'infection.

POPULATION DE L'HOPITAL DE LA MARINE.

NOMS DES CORPS.	EFFECTIF.	présens à l'hôpi. le 1er juillet.	ENTRÉES EN			Total.	cas de cholé.	guéri-sons.	décès.	rapport des cholériques à l'effectif.	rapport des décès aux cas de choléra.
			juillet.	août.	sept.						
Infanterie de marine. .	896	37	50	34	83	204	13	9	4	6 p o/o	30 p o/o
Artillerie de marine. .	267	7	10	4	12	33	4	4	«	12 p o/o	»
Equipages de ligne. . .	260	30	23	11	37	101	12	5	7	11 p o/o	58 p o/o
Agents de surveillance.	125	7	15	24	16	62	7	4	3	11 p o/o	43 p o/o
Condamnés.	1001	163*	105	85	« **	353	71	20	51	20 p o/o	70 p o/o
Garnison 72e r. de ligne.	603	23	82	120	64	289	40	17	23	14 p o/o	57 p o/o

(*) 66 forçats infirmiers employés à l'hôpital de la marine sont compris dans cet existant au 1er juillet.
(*) Les forçats ayant cessé de fournir de nouveaux cas de choléra à dater de la fin du mois d'août, nous n'avons pas compté les entrées de septembre.

En ville le choléra ayant sévi plus particulièrement dans quelques rues.quand les autres étaient préservées de son atteinte, nous avons voulu connaître le rapport de la mortalité cholérique avec la densité de la population : c'est ce qu'indique le tableau suivant.

VILLE.

NOMS DES RUES.	POPULATION.	NOMBRE de CAS.	NOMBRE de DÉCÈS.	Rapport des cas à la population	Rapport des décès à la population.
Rempart.	715	30	19	4 p. o/o.	2.0 p. o/o
Saint-Jacques. . .	1258	34	19	2.5	1.5
Saint-Pierre. . . .	1711	31	21	1.8	1.2
Sainte-Catherine.	277	3	1	1,0	0.3
Des Fonderies. .	1169	11	8	0.7	0.5
Des Trois-Maures. .	869	4	3	0.4	0.3
Martrou.	907	5	3	0.5	0.3
Saint-Paul, . . .	840	5	2	0.6	0.2
Grandes-Allées. . .	80	»	»	«	«
Sainte-Gabriel. . .	50	1	1	2.0	2 0
Des Mousses . , .	62	3	3	5.0	5.0
Du Port. , . . .	130	3	2	2,3	»
Des Vermandois. . .	328	3	1	1.0	1,5
Saint Louis. . . .	669	5	5	0,8	0.8
Lafayette. . . .	536	»	»	«	«
De la République, .	490	4	3	0 7	0.6
Duvivier. . . .	457	5	4	1,0	0.8
Audry.	403	5	4	1.2	0.9
Petites-Allées. . .	59	»	«	«	«
Laforêt.	131	8	5	6.1	3.8
Saint-Hubert. . .	235	10	8	4.2	1.8
Latouche-Tréville. .	80	1	1	1,0	1,0
Bégon.	180	9	7	7.6	5.3
Des vivres. . . .	44	»	»	«	«

FAUBOURG.

Neuve	571	53	44	9 p. o/o	7 p. o/o
du Chêne	467	36	25	7	5
Grande Rue	1181	103	78	8	6
des Dix Moulins . .	285	27	18	9	6
Notre-Dame	260	11	7	4	2
des Treilles . . .	216	10	6	5	3
de la Barrière . . .	282	13	8	4	3
du Pas-du-Loup . .	223	12	9	5	4

Il résulte du tableau ci-dessus que la rue Bégon a été, en ville, la plus maltraitée puisqu'elle a perdu dans le rapport de 53 individus sur 1,000 ; vient ensuite la rue des Mousses qui en est fort éloignée 50 sur 1,000 ; puis les rues du rempart 20 sur 1,000, Saint-Jacques 15 sur 1,000, Saint-Pierre 12 sur 1,000 ; et plus on se rapproche de l'arsenal, moins les cas ont été nombreux et moins il y a eu de mortalité. Les rues au centre de la ville, Audry, Cochon-Duvivier, de la République, Lafayette, St-Louis, habitées par la classe aisée, où il y a peu d'agglomération d'habitants dans les maisons, ont été presque complétement préservées.

Au faubourg, le chiffre maximum de la mortalité en ville est devenu le minimum. Ce sont les rues dirigées du N. O. au S. E. qui ont le plus souffert et c'est la rue Neuve, la plus rapprochée de l'hôpital, dont la population a été la plus maltraitée : elle a perdu 70 habitants sur 1,000 ; viennent ensuite les rues des Dix-Moulins 60 sur 1,000, la grande rue 60 sur 1,000, la rue du Chêne 50 sur 1,000.

Nos recherches, pour établir le rapport de la mortalité cholérique avec la densité de la population, nous ont conduit à pouvoir expliquer pourquoi l'un des côtés de la rue Neuve, l'un des plus maltraités par l'épidémie, avait donné une proportion plus grande de cas de choléra et de décès que l'autre : c'est que la population y est plus élevée de près d'un cinquième ; sur 571 habitants que compte cette rue, le côté des numéros impairs a 342 habitants et le côté des numéros pairs 229.

En commençant ce travail, notre intention n'a point été, ainsi que nous l'avons déjà dit, de faire une histoire médicale complète du choléra ; les caractères de cette maladie sont trop connus pour qu'il soit nécessaire de les rappeler et les cas observés à Rochefort n'ont rien présenté qui pût les distinguer de ceux observés ailleurs. Au point de vue des symptômes, du diagnostic, du pronostic, du résultat des autopsies cadavéques, du traitement préservatif et curatif, nous n'aurions eu qu'à rappeler ce qui est consigné dans le mémoire que M. le Président du Conseil de Santé a déposé à la bibliothèque de l'hôpital de la marine et qu'on pourra consulter avec fruit. Cependant nous croyons, avant de terminer, devoir noter quelques faits particuliers se rattachant à l'histoire de notre dernière épidémie qui nous paraissent dignes d'intérêt.

Plusieurs observations prouvent que des malades atteints de choléra, après avoir échappé aux accidents d'une première invasion, ont succombé à une récidive de la maladie, déterminée soit par un écart de régime soit par toute autre cause.

Un forçat qui avait eu le choléra en 1834 en a éprouvé une nouvelle attaque en 1849 et a été guéri après des accidents assez graves.

L'expérience nous a prouvé que l'efficacité du prétendu traitement anti-cholérique d'Alibert, remis en faveur en 1849 par le docteur Duchesne Duparc, n'existait pas.

En 1849, comme en 1834, comme en 1832, le choléra s'est manifesté à Rochefort à une époque de l'année où les fièvres intermittentes sont nombreuses et où par conséquent les hommes qui fréquentent les hôpitaux sont pour quent, les hommes qui fréquentent les hôpitaux sont pour ainsi dire saturés de préparations de quinquina. Il suffirait donc de rappeler que c'est plus particulièrement sur ces hommes que le choléra s'est appesanti, pour démontrer l'erreur de ceux qui ont cru à la vertu curative ou préservative de l'écorce du Pérou contre le fléau asiatique ; mais nous ajouterons que, dans un mémoire inséré en, 1833, dans les *annales maritimes* et, le docteur Repey , alors professeur de nature médicale , s'attachait à combattre l'opinion de quelques uns de ses confrères qui, en présence du grand nombre de fébricitans atteints par le choléra, étaient portés à attribuer cette sorte de préférence à l'irritation produite sur la membrane muqueuse digestive par les quantités plus ou moins considérables de sulfate de quinine qui avaient été administrées. Pour ce médecin, c'était à l'état de faiblesse, suite de la fièvre qu'on devait attribuer cette aptitude plus grande à contracter la maladie , l'effet produit par le médicament devant être compté pour peu de chose.

On a prétendu que le choléra enrayait définitivement la répétition des accès de fièvre intermittente. Nous avons eu dans notre service plusieurs forçats sur lesquels la fièvre intermittente s'est reproduite, après la disparution complète des accidents cholériques, sous le même type qu'elle avait avant.

Un membre distingué de l'Académie nationale de médecine, M. le docteur Castel a, dans un mémoire publié au mois de Septembre dernier , émis la pensée que *le choléra n'était autre chose que le successeur de la variole , sa dégénération ou plutôt sa transformation , qu'il provenait de*

4

l'impuissance de la vaccine contre le ferment variolique,
qu'il régnait partout parce que la vaccine est partout
usitée. Ce médecin pense que si l'on dressait une statistique
exacte de tous les individus frappés par le choléra après la
variole ou après la vaccine, on trouverait que l'épidémie cholérique, à de très-rares exceptions près, a épargné les
personnes qui avaient eu la variole.

Nous n'avons qu'un petit nombre de faits à opposer à l'o-
pinion de M. Castel, mais ils nous paraissent avoir une puis-
sance réelle pour la combattre. Le 7e cas de choléra observé
dans mon service fut celui du condamné n° 13185, au bagne
depuis 9 ans, ex-meunier de la Corrèze; il était sorti de ma salle,
le 17 Juillet, convalescent d'une variole grave qu'il avait con-
tractée à l'hôpital où il était infirmier. Ayant repris son service
d'infirmier dans la salle n° 11, où le choléra régnait, il fut
atteint de l'épidémie le 23 au matin; apporté dans mon
service, il y mourût le soir.

Le 5e cas observé parmi les forçats fut celui du nommé
Dupeux, âgé de 40 ans, au bagne depuis 3 mois: entré à
l'hôpital le 17 Juillet pour une varioloïde peu grave, il fût
pris d'accidents cholériques, le 20, dont il guérit le 28.

A l'hospice civil, la jeune Joséphine Fournet, âgée de 9
ans, atteinte de variole confluente depuis le 17 Août, fut
prise, le 25, au moment où la période de suppuration se
prononçait, d'un choléra grave qui la tua le lendemain à
midi.

Pour compléter cette suite d'observations relatives aux influences réciproques du choléra et de la variole, il nous reste à citer celle concernant le nommé Gendron, gardien de vaisseau, âgé de 50 ans, qui après avoir été atteint du choléra le 12 Août et avoir échappé le 20 aux accidents qui caractérisent cette maladie présenta, étant encore à l'hospice civil, le 26 du même mois, les prodrômes de la variole; eut une éruption de varioloïde discrète et sortit enfin guéri de ces deux maladies le 17 septembre. Dans l'intervalle, sa femme, restée à son domicile (rue Neuve) avait été enlevée en quelques heures par le choléra. (Cette observation a été recueillie par M. Leconte, chirurgien de 2ᵉ classe, attaché au service de l'hôpital civil.)

Quoique des faits nombreux aient prouvé que l'immunité dont on croyait douées les personnes atteintes de maladies vénériennes ou soumises à l'action d'un traitement mercuriel n'existe pas, nous rappellerons qu'au nombre de celles qu'a frappées l'épidémie on a compté neuf syphilitiques (six hommes, et trois filles), atteints d'adénite, de rhagades, de chancres, d'orchite, d'uréthrite; quelques-uns subissaient l'action des mercuriaux: sur ce nombre 5 sont morts et 4 ont guéri.

Plusieurs faits ont confirmé cette vérité que l'état de grossesse ne préservait pas les femmes de l'atteinte du choléra, et que le plus souvent celui-ci déterminait l'avortement sans que cet accident en fût une conséquence nécessaire; dans la dernière épidémie, quelques femmes enceintes et assez avancées dans leur grossesse ont échappé aux accidents cholériques et ont porté à terme le produit de la conception ; si, dans quelques cas, le travail de l'enfantement n'a pas guéri le choléra, dans d'autres et particulièrement sur une femme grosse de 9 mois, traitée par M. Girardeau, chirurgien de 2ᵉ classe, la délivrance, après l'expulsion d'un enfant mort, a été le point de départ d'une convalescence rapide.

Nous avons déjà dit que le choléra n'avait point interrompu d'une manière définitive le retour des accès de fièvre intermittente, son influence sur d'autres maladies a été plus marquée. Au moment où il se déclara parmi les forçats confiés à mes soins, plusieurs hydropiques en furent atteints : l'un d'eux détenu sous le nº 14199, âgé de 50 ans, au bagne depuis un an, atteint d'ascite et d'infiltration des membres inférieurs, à la suite de fièvres intermittentes opiniâtres, fut pris du choléra le 26 juillet, les collections séreuses disparurent rapidement ; l'état cholérique s'étant amélioré, cet homme sortit le 6 août, guéri de ses deux maladies. Plus tard l'hydropisie a reparu et, au mois de Septembre, la ponction est devenue nécessaire : elle a été pratiquée deux fois à 44 jours d'intervalle. Aujourd'hui cet homme est complétement guéri.

Deux autres hydropiques ont été moins heureux, le choléra fit disparaître les amas de serosité qui s'étaient formés soit dans les séreuses, soit dans le tissu cellulaire ; les membres, l'abdomen, recouvrèrent promptement leur volume normal ; mais l'atteinte portée au principe de la vie avait été trop forte, ils succombèrent tous deux alors qu'ils se réjouissaient du brusque changement qui s'était opéré dans leur état.

Sur un autre condamné détenu sous le n° 11901, âgé de 57 ans, au bagne depuis 33 ans, atteint d'une hypertrophie considérable de la rate et du foie, suite de fièvres intermittentes prolongées, le choléra', après avoir disparu, a été suivi d'une hydropisie ascite qui a nécessité 18 ponctions successives à de courts intervalles. Cet homme est mort, le 31 décembre 1849, dans un état d'amaigrissement extrême et présentant une altération profonde des organes digestifs.

M. Leprédour cite, dans son mémoire, l'observation d'une fille entrée à l'hospice civil pour tuberculisation pulmonaire et dont la maladie de poitrine, enrayée d'abord par le développement du choléra, reprit sa marche fatale après la cessation des accidents cholériques. Un pareil fait s'est présenté dans mon service: le condamné n° 13600, âgé de 49 ans, au bagne depuis 5 ans, était à l'hôpital depuis le 11 avril 1849 pour tuberculisation pulmonaire au 2e degré, il fut pris d'accidents cholériques le 23 Juillet dont il guérit le 1er Août. La phthisie continua ensuite jusqu'au 25 Septembre, jour où il mourut. D'autres phthisiques furent moins favorisés ; l'invasion du choléra hâta rapidement le terme de leur existence.

Tels sont les faits recueillis pendant le cours de la dernière épidémie de choléra qui s'est terminée à Rochefort le 1er Novembre 1849. Pour compléter notre travail et atteindre le but que nous nous étions proposé, il nous reste à rappeler sommairement ceux qui ont été constatés pendant le cours des épidémies de 1832 et de 1834 et à établir une comparaison entre les différents résultats de l'observation d'une même maladie, dans les mêmes lieux, à des époques différentes; alors il pourra nous être permis de formuler quelques propositions générales qui en seront une sorte de résumé.

PARALLÈLE ENTRE LES TROIS INVASIONS DU CHOLÉRA EN 1832, 1834 ET 1849.

EPOQUE DES INVASIONS.

En 1832, le choléra éclata à Rochefort le 2 Août. Il régnait en France depuis plusieurs mois; rien n'a pu prouver qu'il ait été importé. Le point où apparut le premier cas est éloigné de ceux où arrivent les voitures de Paris, de la Bretagne et des autres lieux où l'épidémie sévissait depuis longtemps.

En 1834, il se déclara spontanément le 4 Octobre; il régnait dans le département de la Charente-Inférieure depuis quelque temps; l'Ile de Ré avait eu particulièrement à souffrir de son intensité et la petite ville de Tonnay-Charente, à 6 kilomètres de Rochefort, avait perdu un assez grand nombre d'habitants pendant les mois précédents, sans que, malgré les communications journalières et multipliées entre les deux villes, un seul cas eût été observé a Rochefort avant le 4 Octobre.

En 1849, le 1er cas a eu lieu le 31 mai.

Ces dates différentes prouvent que les influences atmosphériques ont peu d'effet sur la marche de la maladie : nous l'avons déjà dit, pour la dernière épidémie, et nos prédécesseurs l'avaient constaté pour les autres; c'est un fait sur lequel la plupart des observateurs sont d'accord aujourd'hui

DURÉE DES ÉPIDÉMIES.

En 1832, le premier cas observé a lieu le 2 Août, le dernier le 19 Novembre : la durée est de trois mois et huit jours.

En 1834, le choléra éclate le 4 Octobre et cesse le 12 Décembre : sa durée est de deux mois et huit jours.

En 1849, le premier cas date du 31 Mai, le dernier du 30 Octobre : durée totale, cinq mois.

Il semble résulter de ces faits que le choléra a d'autant moins de chances de durée dans notre ville qu'il apparaît à une époque plus rapprochée de l'hiver.

MODE DE DÉVELOPPEMENT, QUARTIERS ET LIEUX ENVAHIS.

En 1832, le choléra se déclara spontanément le 2 Août au n° 20 de la rue Notre-Dame du Faubourg; puis le 3 au n° 19 où il tua deux femmes, puis aux n°s 5 et 4 de la rue des Dix-Moulins, puis au village des Frëlans, il fit encore quelques victimes dans le même quartier et éclata à l'hôpital de la marine, le 14, dans une salle de condamnés aux travaux forcés. Il sévit principalement dans cet établissement dont il parcourut successivement toutes les salles. Le 26, un cas fut observé en ville, rue de la Touche-Tréville, sur un homme sortant de l'hôpital où il avait probablement contracté la maladie; d'autres cas, ayant presque tous cette même origine, se déclarèrent sur d'autres points de la ville et du Faubourg, mais le foyer de l'épidémie, dans cette première invasion, a été l'hôpital de la marine.

En 1834, le choléra éclata le 4 Octobre presqu'en même temps sur des malades dans différentes salles de l'hôpital de la marine, sur deux hommes de la ville, l'un rue Saint-Louis, n° 4, l'autre rue des Fonderies, n° 119, et à l'hospice civil. Il s'appesantit particulièrement sur les hommes séjournant à l'hôpital de la marine pour d'autres maladies et sur ceux qui, par obligation de service, y résidaient; atteignit quelques habitants de la ville en traitement à l'hôpital civil et plusieurs autres dans le haut de la rue Saint-Jacques, dans le Faubourg et dans la rue Neuve surtout.

En 1849, nous avons indiqué, au commencement de ce travail les quartiers et les lieux où le choléra avait fait le plus de victimes dans la dernière invasion.

L'hôpital de la marine a donc été, dans ces trois invasions, le foyer principal de la maladie. Dans la première, en 1832, sur 396 cas constatés 330 le furent dans cet établissement et 66 seulement dans la ville et dans la banlieue : dans la deuxième en 1834, sur 165 cas inscrits, 113, le furent à l'hôpital et 52 hors de cet établissement : enfin dans la troisième, en 1849, sur 792 cas déclarés 252 l'ont été à l'hôpital de la marine, les 540 autres cas en ville et dans la banlieue.

Malgré le peu d'intensité des deux premières épidémies hors de l'hôpital, on doit remarquer, en examinant la carte que nous joignons à ce mémoire, où nous avons indiqué, par des teintes différentes, les maisons de la ville qui en ont été atteintes chaque fois, que c'est dans les mêmes lieux que le choléra a eu de la tendance à se reproduire. En ville, la partie

de la rue Saint-Jacques, avoisinant l'hospice civil, et le haut
de la rue Saint-Pierre présentent un nombre proportionnel
plus considérable de cas ; au faubourg, la rue Neuve,
voisine de l'hôpital, jouit du triste privilège de fournir le chiffre le plus élevé de malades ; puis viennent en seconde
ligne la grande rue et celle des Dix-Moulins. Enfin, dans les
diverses parties de la ville et du faubourg, quelques maisons
ont toujours été atteintes par le fléau, : ainsi le n° 91 de
la Grande Rue du Faubourg, le n° 8, de la rue des Dix-
Moulins, le n° 20, de la rue Saint-Jacques, et enfin le n°
96, de la rue Saint-Pierre qui a fourni 5 cas en 1849
en avait donné 3, en une semaine, en 1844.

En voyant cette sorte de prédilection que le choléra a
affectée pour certaines localités et particulièrement pour l'hôpital de la marine, on fut porté à en rechercher la cause. On
s'est d'abord demandé si elle ne dépendait pas de l'aggloméra-
ration des malades. M. Repey a combattu cette opinion en
faisant observer qu'en 1832 la maladie s'est montrée beaucoup plus rare dans certaines salles que dans d'autres, quoique
les unes et les autres eûssent la même exposition; que les
malades qui les habitaient offrissent les mêmes conditions
d'opportunité, et que toutes les autres circonstances fussent
en apparence égales : il citait la salle n° 9 qui avait fourni,
en 1832, 80 cholériques tandis que la salle n° 8 exactement
semblable, ayant reçu le même nombre de condamnés malades, n'en avait donné que 24. Les salles d'hommes libres
avaient présenté une même inégalité de résultats.

On comprend qu'en 1832 la question de savoir si l'encombrement des malades avait été pour quelque chose dans la violence avec laquelle le choléra avait frappé la population de l'hôpital ait préoccupé les médecins. Dans le mois d'août, où il était dans toute sa force on avait compté 2352 entrées qui avaient fourni 316 cas de choléra, alors toutes les salles étaient pleines de fiévreux ; mais en 1834 et en 1849 surtout, il n'en a plus été ainsi. Pendant les mois de Juillet et d'Août où la dernière épidémie a fait le plus de victimes , le chiffre des entrées n'a pas au total dépassé 600 : les salles ouvertes, et elles étaient en petit nombre, ne contenaient pas au-delà de 40 malades ; le plus souvent elles n'en logeaint qu'une vingtaine et cependant nous avons vu avec quelle violence la maladie y a régné. Avouons notre ignorance sur la cause qui la porte à concentrer ainsi son action sur certains points, mais profitons des enseignements que nous fournissent les faits recueillis et qui démontrent que si les agglomérations d'hommes n'ajoutent rien à l'activité dévorante du fléau elles lui fournissent de quoi s'alimenter et qu'il est prudent alors de les prévenir. Nul doute que si, en 1849, l'hôpital, au lieu de n'avoir que 200 malades, pendant que le choléra y sévissait, en eût reçu 8 à 900 comme en 1832, nous n'eussions eu à déplorer un bien plus grand nombre de victimes. On a donc agi sagement en retenant dans les casernes les hommes atteints de maladies légères; c'est une précaution qu'on devra toujours prendre en semblable circonstance.

MARCHE DE LA MALADIE.

En 1832, le choléra éclata le 2 Août, tant qu'il n'eut point
atteint l'hôpital on n'en constata que de 1 à 3 cas par jour :
le 17, trois jours après son invasion dans cet établissement,
8 cas sont déclarés. Le 18, le nombre des cas nouveaux est
de 34, il varie ensuite de 9 à 24 par jour jusqu'au 27 où il
atteint le chiffre élevé de 43 pour retomber le lendemain à
28, puis successivement à 13, 22 et 16 pendant les trois
derniers jours du mois : à dater du 1ᵉʳ Septembre, l'épidémie
est en voie de décroissance on n'en constate plus que quelques cas par jour ; mais ce n'est que le 10 Novembre que le
dernier fût enregistré; encore survint-il 14 jours après la
déclaration de l'avant-dernier; en définitive, voici le résumé
des cas déclarés chaque mois pendant cette première apparition : en Août 312 ; en Septembre 53 ; en Octobre 30 ; en
Novembre 1. Total 396.

En 1834, la maladie marcha avec moins de violence mais
d'une manière plus régulière. Le premier cas fut inscrit, sous
la date du 4 Octobre. Le 7, il y avait 9 cas déclarés et le
maximum était atteint, pendant le reste du mois chaque jour
apporta de nouvelles déclarations dont le nombre varia de
2 à 8 : la maladie continua pendant tout le mois de Novembre et ne cessa que le 12 Décembre ; voici en résumé le
nombre des cas déclarés : en Octobre 106; Novembre 54 ;
Décembre 5. Total 165.

En 1849, le choléra s'est développé d'une manière plus
lentement progressive et plus égale. Ce n'est que six semaines

après le premier cas constaté, c'est-à-dire vers le 13 Juillet, au moment où l'hôpital venait d'être envahi, qu'il prit le caractère vraiment épidémique : jusque là quelque cas isolés avaient seuls été constatés çà et là sur divers points; mais, à dater du 13, le nombre des nouveaux cas augmenta progressivement jusqu'au 9 août où il atteignit le chiffre maximum de 36. A dater de ce jour, il y eut diminution progressive jusqu'au 13 Septembre où il cessa d'agir à l'état épidémique. Chaque jour cependant on en constata 1, 2 ou 3 cas jusqu'au 26 octobre, jour où le dernier fut enregistré.

La marche en 1849 a donc été : en Mai, 1 cas; Juin, 6 cas; Juillet, 130 cas ; Août, 537 cas; Septembre, 101 cas; Octobre, 18 cas. Total 793.

Rien ne peut expliquer cette différence dans les trois épidémies : ni les variations atmosphériques ni la variation des saisons ne peuvent en rendre raison; c'est encore un point sur lequel nous devons avouer notre ignorance.

CLASSES ET PROFESSIONS DES INDIVIDUS ATTEINTS.

Il ressort de l'examen des classes et professions des individus atteints dans les trois épidémies que c'est particulièrement sur la classe malheureuse, sur les militaires, les condamnés aux travaux forcés, marins et autres employés de l'arsenal que le choléra s'est appesanti. Mais c'est moins à l'influence de ces différentes professions qu'au séjour à l'hôpital qu'il faut attribuer cette sorte de préférence, puisque le bagne, les casernes, les ateliers, les prisons n'ont vu se produire, à chaque reprise du fléau, que quelques cas isolés de la maladie et encore ces cas exceptionnels pouvaient-ils se rattacher presque tous à un séjour antérieur à l'hôpital.

En 1832, sur 392 cas déclarés, 60 seulement appartiennent à la population civile, c'est le 6e environ.

En 1834, sur 165 cas déclarés, 52 ont été fournis par la population civile, c'est le tiers à peu près.

En 1849, sur 793 cas, 548 furent constatés hors de l'hôpital de la marine, c'est près des deux tiers.

Ainsi le choléra a frappé la population civile avec beaucoup plus de force en 1849 que dans les deux autres invasions. Mais si l'hôpital a donné comparativement un nombre moins considérable de cas que précédemment, c'est qu'on redoutait l'influence du séjour dans cet établissement ; qu'on n'y envoyait que très-peu d'hommes ; que le chiffre des malades a toujours été au-dessous de ce qu'il était pendant les épidémies de 1832 et de 1834. Malgré cela, le rapport des cas au nombre des malades traités a encore été plus fort que dans les deux autres invasions. Tous les faits s'accordent donc pour démontrer l'intensité plus grande de la dernière puisqu'elle a sévi avec beaucoup plus de violence à l'hôpital et qu'elle a atteint un grand nombre de points de la ville qui avaient été préservés en 1832 et en 1834.

SEXES, AGE.

En 1832, sur 66 cas survenus hors de l'hôpital de la marine, 33 ont été observés sur des femmes.

En 1834, sur 52 cas constatés dans la population civile, 26 ou la moitié l'ont été sur des femmes.

En 1849, sur 548 cas fournis par la population civile, il y a eu 349 femmes ou plus de la moitié.

Ainsi que nous l'avons dit au commencement de ce travail, le sexe féminin serait frappé dans une plus forte proportion que l'autre; c'est dans la dernière invasion que cette proportion a été plus marquée.

Quant aux âges, l'épidémie en 1849 a été remarquable par le grand nombre d'enfants qu'elle a atteints: parmi les 541 décès formant le total de ceux dûs au choléra on a compté 110 enfants au-dessous de 5 ans ou le 5ᵉ environ. En 1832, sur 392 cas déclarés on n'avait compté que 5 enfants; en 1834, sur 165 cas déclarés 4 enfants seulement y sont compris.

CONTAGION.

La question de savoir si le choléra est susceptible de se transmettre par voie de contagion a occupé les médecins qui l'ont étudié lors de ses deux premières invasions à Rochefort. En 1832, M. Repey a traité assez longuement ce point difficile de l'histoire de la maladie qui nous occupe. Dans le mémoire qu'il a fait insérer dans les *Annales maritimes* de 1833, il arrive aux conclusions suivantes :

‹ Le choléra n'a pas été importé à Rochefort, il est probable qu'il ne s'est pas établi à l'hôpital par la voie de la transmission, les envahissements des salles ne reconnaissent pas non plus cette cause, parce qu'ils ont été plus généralement simultanés, que les salles sont plus ou moins éloignées les unes des autres, et qu'il manque entre elles de communications suffisantes.

› Il n'a pas gagné de proche en proche les individus qui se trouvaient dans ces salles de manière à démontrer son caractère contagieux.

» L'invasion subie par les infirmiers et les agents de » surveillance ne peut devenir la base d'une argumentation » favorable à l'opinion de la contagion, parce que ces indi- » vidus habitant le foyer de la maladie, il est impossible de » savoir s'ils ont été frappés par la contagion ou par la » cause spontanée du choléra.

» La pluralité des invasions dans la même maison, n'est » pas plus concluante parce que la communauté des causes » prédisposantes et la présence probable d'un agent *domi- » cilié* peuvent expliquer la communauté morbide. »

Trouvant une très-grande analogie entre la marche du choléra et celle de la fièvre jaune, et reconnaissant que, dans cette dernière maladie, les lieux seuls, sont dangereux, ce médecin était disposé à croire que, semblable au typhus amarille, le choléra n'était pas contagieux.

Un fait remarquable et qui est consigné dans le mémoire de M. Repey vient s'ajouter à ceux que j'ai rapportés et qui tendent à prouver que le choléra importé ne produit fort souvent que des cas isolés. En 1832, au moment où il venait de se déclarer à l'hôpital de la marine, les fièvres intermittentes sévissaient avec force, le nombre des malades s'était accru rapidement, on pensa, autant pour arrêter la marche du fléau que, pour augmenter les ressources et pourvoir aux éventualités, il convenait d'ouvrir la succursale de Saintes. Le 20 Août, on dirigea sur cet établissement un premier convoi de 57 convalescents de fièvres intermittentes; le 23, un second envoi de 63 hommes fut expédié ; mais le 21 Août, un premier cas de choléra s'était déclaré parmi les hommes évacués, appartenant au premier convoi; il fut suivi d'un second le 22, et successivement de trois autres : au total, 5 cas dont 4 mortels furent observés à Saintes, à la succursale de l'hôpital maritime, parmi les hommes venant de Rochefort et sortant des salles de l'hôpital principal où chaque jour tombaient de nouvelles victimes. Ces cas furent les seuls ; aucune personne appartenant à l'hôpital de Saintes ne fut atteinte et lorsque, quelques jours après, l'épidémie pénétra dans cette ville, ce ne fut ni auprès de l'hôpital de la marine, ni parmi les individus en relations journalières avec cet établissement qu'on observa les premiers cas; ils apparurent dans des lieux éloignés, sur des personnes qui n'avaient eu aucune relation avec les convalescents, enfin dans plusieurs communes voisines placées en-deçà et au-delà de la ville, où ces cas éclatèrent presque simultanément.

En 1834, les faits recueillis dans la deuxième invasion étant également en opposition avec l'idée de contagion; l'importation de la maladie fut impossible à démontrer. Malgré les communications nombreuses avec les lieux infectés depuis assez longtemps le choléra éclata à la fois sur plusieurs points éloignés les uns des autres, et sans relations habituelles entre eux.

Il montra la même tendance à multiplier son action désastreuse sur certains points, et particulièrement à l'hôpital de la marine et dans les quartiers de la ville où il avait déjà sévi en 1832.

Il frappa aussi avec une sorte de préférence les individus soumis aux mêmes influences, aux mêmes habitudes, au même régime alimentaire : ainsi l'enfant et la femme Soussiraque, rue des Trois-Maures, n° 34, furent atteint set périrent à deux jours d'intervalle; au n° 96 de la rue St.-Pierre ; la femme Giraud et ses deux enfants moururent à huit jours. de distance , etc.

Enfin, l'innocuité des communications des officiers de santé et des sœurs avec les cholériques, se manifesta comme dans la première épidémie, et vint appuyer l'opinion de la non contagion.

TRAITEMENT.

En 1832 , sous l'imposante autorité du chef de l'école physiologique, on avait été conduit à employer la méthode antiphlogistique ; quelques praticiens se servirent exclusivement des saignées locales et générales, mais l'inefficacité de cette thérapeutique systématique démontra en même temps son impuissance ét l'erreur du maître qui avait voulu faire du choléra-morbus de l'Inde une variété de la gastro-entérite.

L'Ipécacuanha, comme agent de perturbation, fut, après les antiphlogistiques, le médicament le plus fréquemment administré. Aucun fait concluant n'a justifié les éloges prodigués à cette *racine d'or*, comme la nommaient les anciens, dans le traitement du fléau asiatique.

Les révulsifs et les opiacés sont les agents médicamentaux qui ont paru, sinon guérir, au moins modifier avantageusement les symptômes les plus graves. Employés sous toutes les formes et sur toutes les surfaces, prescrits dans

toutes les invasions, ils sont restés et resteront probablement toujours dans la thérapeutique d'une maladie qui est caractérisée par des flux abondans, et par une sidération profonde du système nerveux.

En 1834, après avoir constaté de nouveau l'impuissance
de la thérapeutique contre le choléra, on tenta quelques
moyens nouveaux. M. Quoy, alors deuxième médecin en chef,
aujourd'hui inspecteur-général du service de santé de la marine, eut recours aux injections salines dans les veines, que
plusieurs médecins étrangers avaient préconisées. Si les résultats obtenus ne démontrèrent pas l'efficacité de cette médi-
cation hardie, ils prouvèrent du moins qu'elle n'avait pas les
dangers qu'on aurait pu lui attribuer.

En 1849, l'expérience des deux premières invasions
n'ayant rien laissé de satisfaisant pour combattre la troisième, la science ne possédant aucun spécifique, sachant
d'ailleurs qu'on ne pouvait opposer au choléra aucune méthode
uniforme de traitement, on fut réduit à mettre en œuvre les
agents qui avaient été essayés en 1832 et en 1834, et qui
donnèrent des résultats analogues à ceux précédemment éta-
blis. On tenta l'usage de médicaments nouveaux : ainsi l'azota-
te d'argent en solution, soit en potion, soit en lavement, la
teinture de hatchis, le chloroforme, le sous-nitrate de Bis-
muth, le vinaigre et une foule d'autres qui, tour-à-tour,
furent signalés comme doués de symptômes héroïques,
démontrèrent de nouveau l'impuissance de la thérapeutique
pour modifier le choléra et en arrêter les ravages.

Résumé.

1° Les causes locales paraissent complètement étrangères à la génération du choléra.

2° Les variations atmosphériques, les changemens de température sont sans action appréciable sur sa violence et sur sa marche.

3° Dans aucune des épidémies observées à Rochefort, on n'a pu démontrer qu'il y eut été importé.

4° A chaque apparition, il a éclaté presque simultanément sur plusieurs points de la ville.

5° Dès son début, il a montré de la tendance à frapper plusieurs victimes dans les mêmes localités, alors même qu'on en éloignait les individus primitivement atteints, dès l'apparition des premiers symptômes.

6° A chaque apparition, il a paru concentrer son action meurtrière sur certains quartiers, sur certains établissements, sur certaines habitations particulières, et même sur certaines parties de ces habitations ou établissements.

7° Le danger de contracter le choléra est en raison de la durée du séjour que l'on fait dans ces sortes de foyers d'infection ; il est imminent pour eux qui les habitent constamment. Sous des influences égales, les individus sequestrés dans les lieux infectés fournissent une plus forte proportion de cholériques que ceux qui sont libres.

8° Après un temps dont la durée n'excède pas deux mois, le danger disparaît, la maladie cesse, et ces lieux, dont le séjour était si funeste, reprennent leur innocuité habituelle, alors qu'ils restent habités par les mêmes classes d'hommes, soumis aux mêmes influences, et que la maladie continue ses ravages dans des lieux voisins.

9° Les faits observés à Rochefort tendent à prouver que ni les hommes sains sortant des lieux infectés, ni les objets ayant servi à ceux qui ont été frappés du choléra ne sont susceptibles de transmettre la maladie.

10° Les individus qui, après avoir séjourné plus ou moins de temps dans les foyers d'infection, contractent le choléra, ceux qui, déjà malades, se font transporter hors de ces foyers, ne transmettent pas nécessairement la maladie dans les lieux où on les traite et ne la communiquent pas à ceux qui les soignent : en d'autres termes le choléra ne se transmet pas, d'un homme cholérique à un homme sain, par le seul contact.

11° Le choléra attaque de préférence les personnes valétudinaires, mal nourries, mal logées, mal vêtues, livrées à de rudes travaux, intempérantes, débauchées ; il frappe avec plus de violence l'enfance et la vieillesse ; il atteint proportionnellement un plus grand nombre de femmes que d'hommes.

12° C'est moins la nature de telle ou telle maladie qui établit la prédisposition à être atteint du choléra que l'état maladif lui-même, les blessés, les fiévreux, les vénériens y étant également prédisposés.

13° A toutes les époques de ses différentes apparitions, le choléra a présenté le même degré de gravité, la même promptitude d'action. Au début, comme à la fin des épidémies, en quelques heures, il foudroyait ses victimes.

14° Les bonnes conditions d'espace, de ventilation, d'insolation, d'alimentation, étant puissantes pour préserver du choléra, c'est un devoir impérieux pour une sage administration de s'occuper de l'application de toutes les mesures hygiéniques qui, dans l'appréhension de nouvelles invasions du fléau, pourraient éloigner ou du moins diminuer le danger.

15° Les agglomérations de population dans les lieux infectés n'ajoutent rien à la gravité du fléau en lui-même ; elles lui fournissent seulement un plus grand nombre de victimes et c'est pour empêcher ce fâcheux résultat qu'on doit tout faire pour les prévenir.

16° Une première atteinte du choléra ne préserve pas d'une seconde, ni celle-ci d'une troisième.

17° Si le choléra interrompt momentanément la marche des maladies chroniques, elles reprennent leur cours lorsqu'il a cessé.

18° Les fièvres éruptives ne mettent pas à l'abri du choléra ceux qui en sont atteints, et, réciproquement, les convalescents du choléra peuvent être atteints de fièvres éruptives.

19° Ni la syphilis, ni le traitement mercuriel ne préservent du choléra.

20° La mortalité moyenne des trois épidémies observées à Rochefort a été des 2/3 des individus atteints.

21° Les moyens de traitement les plus variés ont été mis en usage pendant le cours des trois épidémies de choléra observées à Rochefort, sans qu'on ait obtenu d'autre résultat que de constater leur commune impuissance dans les cas graves de cette maladie.

Tableau journalier des invasions du choléra et des décès des cholériques, pendant l'épidémie de 1832.

AOUT.			SEPTEMBRE.			OCTOBRE.			NOVEMBRE.		
Dates.	Invasions	Décès.	Dates.	Invasions	Décès.	Dates.	Invasions	Décès.	Dates.	Invasions	Décès
1	«	«	1	5	12	1	1	«	1	«	1
2	1	«	2	3	8	2	2	«	2	«	«
3	1	2	3	8	7	3	«	«	3	«	«
4	1	«	4	5	8	4	3	«	4	«	«
5	1	1	5	5	2	5	«	«	5	«	«
6	«	«	6	2	6	6	1	«	6	«	«
7	«	1	7	2	1	7	«	«	7	«	«
8	«	«	8	«	2	8	«	«	8	«	«
9	1	«	9	2	2	9	2	«	9	«	«
10	5	1	10	2	1	10	1	1	10	1	«
11	3	2	11	«	2	11	«	«	«	«	«
12	«	2	12	1	«	12	1	«	«	«	«
13	«	«	13	«	1	13	«	«	«	«	«
14	1	«	14	1	«	14	3	«	«	«	«
15	1	1	15	4	4	15	6	«	«	«	«
16	2	1	16	«	2	16	4	«	«	«	«
17	8	«	17	2	1	17	2	«	«	«	«
18	34	8	18	1	«	18	«	«	«	«	«
19	12	14	19	«	1	19	2	«	«	«	«
20	9	6	20	«	«	20	«	«	«	«	«
21	24	3	21	«	1	21	«	«	«	«	«
22	16	7	22	1	1	22	«	«	«	«	«
23	15	9	23	2	1	23	«	«	«	«	«
24	15	10	24	«	2	24	1	«	«	«	«
25	13	14	25	«	1	25	«	«	«	«	«
26	24	5	26	1	«	26	«	«	«	«	«
27	43	10	27	3	1	27	1	«	«	«	«
28	28	14	28	«	«	28	«	«	«	«	«
29	18	24	29	1	«	29	«	«	«	«	«
30	22	11	30	2	«	30	«	«	«	«	«
31	16	18	«	«	«	31	«	«	«	«	«
	312	164		53	67		30	1		1	1

Tableau journalier des invasions du choléra et des décès des cholériques pendant l'épidémie de 1834.

	OCTOBRE.			NOVEMBRE.			DÉCEMBRE.	
Dates.	Invasions	Décès.	Dates.	Invasions	Décès.	Dates.	Invasions	Décès.
1	«	«	1	«	1	1	«	«
2	«	«	2	«	1	2	«	«
3	«	«	3	2	«	3	«	«
4	2	2	4	2	«	4	«	«
5	1	1	5	3	«	5	«	«
6	2	«	6	1	2	6	«	«
7	9	3	7	2	2	7	1	«
8	6	3	8	5	1	7	«	1
9	6	2	9	7	5	9	1	«
10	2	4	10	8	2	10	1	«
11	4	1	11	9	4	11	1	«
12	5	3	12	6	7	12	1	«
13	6	2	13	1	2	13	«	«
14	2	2	14	2	2	14	«	«
15	8	3	15	2	3	15	«	«
16	5	6	16	1	1	16	«	«
17	1	5	17	«	«	17	«	«
18	3	2	18	«	3	18	«	«
19	7	5	19	1	1	19	«	«
20	3	«	20	«	«	20	«	«
21	4	4	21	«	«	21	«	«
22	5	1	22	1	1	22	«	«
23	6	6	23	«	«	23	«	«
24	7	3	24	«	«	24	«	«
25	1	7	25	«	«	25	«	«
26	3	1	26	«	1	26	«	«
27	1	2	27	1	«	27	«	«
28	1	1	28	«	1	28	«	«
29	3	2	29			29	«	«
30	3	3	30			30	«	«
31	«	«	31			31	«	«
	106	79		54	40		5	1

Tableau indiquant le nombre de guérisons et de décès
cholériques, aux différents âges pendant l'épidémie, de
1849.

AGES.	nombre de cas	GUÉRISONS			DÉCÈS.		TOTAL des décès.
		hom.	fem.	total.	hom.	fem.	
de 0 à 1 an	53	4	4	8	23	22	45
1 à 2	27	«	«	«	15	12	27
2 à 3	18	1	1	2	6	10	16
3 à 4	17	2	1	3	10	4	14
4 à 5	8	«	2	2	5	1	6
5 à 6	8	1	1	2	4	2	6
6 à 7	8	2	1	3	3	2	5
7 à 8	4	1	«	1	2	1	3
8 à 9	10	2	3	5	3	2	5
9 à 10	5	1	1	2	1	2	3
10 à 15	31	6	11	17	8	6	14
15 à 20	50	11	11	22	12	16	28
20 à 25	84	32	8	40	31	13	44
25 à 30	88	21	14	35	31	22	53
30 à 35	57	11	10	21	25	11	36
35 à 40	62	12	7	19	21	22	43
40 à 45	51	10	5	15	21	15	36
45 à 50	55	7	8	15	17	23	40
50 à 55	38	4	4	8	17	13	30
55 à 60	31	5	3	8	13	13	23
60 à 65	24	1	3	2	10	7	20
65 à 70	19	1	1	2	10	7	17
70 à 75	21	«	4	4	7	10	17
75 à 80	5	1	2	3	«	2	2
80 à 85	2	«	«	«	«	2	2
85 à 90	2	«	1	1	«	1	1
non déterminés·	15	5	5	10	3	2	5
	793	141	111	252	298	243	541

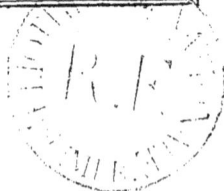

TABLEAU DES INVASIONS QUOTIDIENNES DU CHOLÉRA ET DES DÉCÈS CHOLÉRIQUES ET ORDINAIRES.
ANNÉE 1849.

MAI.

jours du mois.	Cas de choléra	décès cholériques	décès ordinaires.	Observation.
31	1	1	1	
Total	1	1	1	

JUIN.

jours du mois	cas déclarés	décès cholériques	décès ordinaires	Observation
1	"	"	2	
2	1	1	2	
4	1	1	3	
6	1	1	1	
12	1	"	4	
14	1	1	5	
15				
Total	6	5	15	

JUILLET.

Jours du mois	cas déclarés	décès cholériques	décès ordinaires	Observation.
1	"	"	4	
3	"	"	2	
4	1	"	2	
5	"	"	2	
6	"	2	2	
7	"	"	1	
8	1	1	3	
9	1	"	3	
10	"	"	1	
11	1	"	1	
12	1	1	3	
13	3	"	3	
14	2	2	6	
15	4	3	2	
16	5	3	3	
17	7	1	2	
18	3	2	3	
19	16	4	3	
20	5	9	5	
21	2	3	2	
22	9	3	5	
23	8	8	4	
24	10	6	2	
25	9	10	2	
26	8	2	4	
27	10	5	4	
28	8	5	"	
29	5	4	"	
30	10	1	4	
31	3	"	4	non déclarés
Total	130	76	78	

AOUT.

jours du mois.	cas déclarés	décès cholériques.	décès ordinaires.	Observation
1	10	5	2	
2	6	4	2	
3	8	9	3	
4	10	6	2	
5	24	13	1	
6	10	9	3	
7	14	6	3	
8	27	16	3	
9	36	19	1	
10	16	21	2	
11	20	24	2	
12	27	22	"	
13	18	17	2	
14	18	10	4	
15	16	19	3	
16	16	8	1	
17	17	21	8	
18	9	14	2	
19	16	7	2	
20	14	6	1	
21	10	10	3	
22	13	7	"	
23	12	8	1	
24	12	9	1	
25	17	9	2	
26	19	17	1	
27	13	11	"	
28	17	10	2	
29	13	8	2	
30	5	12	1	
31	5	9	1	non déclarés
Total	537	367	62	

SEPTEMBRE.

jours du mois	cas déclarés	décès cholériques	décès ordinaires	Observation
1	11	6	1	
2	7	6	2	
3	4	4	1	
4	6	4	2	
5	5	4	2	
6	10	6	2	
7	9	6	2	
8	9	5	2	
9	6	2	1	
10	4	"	2	
11	3	5	1	
12	4	3	2	
13	3	3	3	
14	1	3	2	
15	1	2	2	
16	1	1	3	
17	1	2	7	
18	"	2	2	
19	1	"	2	
20	1	1	5	
21	1	1	2	
22	1	"	4	
23	2	"	1	
24	"	6	1	
25	"	"	3	
26	1	1	4	
27	1	1	3	
28	"	1	4	
29	"	1	"	
30	1	2	"	
31	1	"	3	non déclarés
Total	102	73	63	

OCTOBRE.

jours du mois	cas déclarés	décès cholériques	décès ordinaires	Observation.
4	"	"	6	
5	5	1	2	
6	"	1	1	
8	1	1	1	
12	1	"	2	
15	6	1	1	
13	1	"	2	
15	1	"	2	
16	3	1	2	
18	1	1	2	
19	"	"	1	
20	"	2	1	
21	"	"	3	
22	"	1	1	
23	"	1	"	
24	"	1	1	
30	1	"	2	non déclarés
Total	18	16	37	

NOVEMBRE.

jours du mois.	cas déclarés	décès cholérique	décès ordinaires	Observation
8	"	1	"	

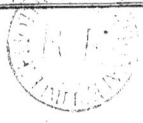